新版 GCP 法规和技术培训考核实用题典

主编　王慧萍

东南大学出版社
·南京·

图书在版编目（CIP）数据

新版 GCP 法规和技术培训考核实用题典 / 王慧萍主编.
—南京：东南大学出版社，2020.9
ISBN 978-7-5641-9105-4

Ⅰ.①新… Ⅱ.①王… Ⅲ.①临床药学－药效试验－
药事法规－中国－技术培训－习题集Ⅳ.①R951-44

中国版本图书馆 CIP 数据核字（2020）第 171810 号

Xin Ban GCP Fa Gui He Ji Shu Pei Xun Kao He Shi Yong Ti Dian
新版 GCP 法规和技术培训考核实用题典

主　　编	王慧萍
出 版 人	江建中
责任编辑	张　慧
出版发行	东南大学出版社
	（江苏省南京市四牌楼 2 号东南大学校内　邮政编码 210096）
网　　址	http://www.seupress.com
印　　刷	南京玉河印刷厂
开　　本	889mm×1194mm　1/32
印　　张	3.625
字　　数	100 千字
版 印 次	2020 年 9 月第 1 版　2020 年 9 月第 1 次印刷
印　　数	1～30000
书　　号	ISBN 978-7-5641-9105-4
定　　价	20.00 元

（＊东大版图书若有印装质量问题，请直接与营销部联系，电话 025-83791830）

编者名单

主编　王慧萍

编者　翟紫红　蒋　萌　杨　玥　陈　红
　　　　张如梦　王桂梅　蔡名敏　窦　婷
　　　　钱　薇　周　人　徐　敏　谢　波
　　　　孙秋月　唐　璐

前　言

　　随着我国在全球新药研发领域的地位日益提高，国家对临床试验质量的监管力度持续增强。为保证药物临床试验过程规范，数据和结果的科学、真实、可靠，保护受试者的权益和安全，国家药品监督管理局会同国家卫生健康委员会组织制订了《药物临床试验质量管理规范》(GCP)，本规范共有三版，修订的新版 GCP 于 2020 年 7 月 1 日起正式实施。

　　新版 GCP 从原 9 000 余字增加到 24 000 余字，由原 13 章 70 条调整为 9 章 83 条；从细化明确参与方责任、强化受试者保护、建立质量管理体系、优化安全性信息报告、规范新技术的应用等方面参照国际通行做法，突出以问题为导向，细化明确药物临床试验各方职责要求，并与 ICH 技术指导原则基本要求相一致。

　　为加深研究者对新版 GCP 内容、临床试验技术实践及实施过程关键环节的理解，对临床试验相关人员实施临床试验及机构备案准备提供技术指导，编者在系统解读新版 GCP 各章节、充分领会其精髓的基础上，结合机构临床试验实施过程中的经验与心得，编制《新版 GCP 法规和技术培训考核实用题典》一书。全书分为三个部分：第一部分为新版 GCP 知识问答题，第二部分为备案现场检查模拟考核题，第三部分为附录(临床试验机构岗位职责）。

　　本书基于编者长期从事临床试验管理工作过程中对临床试验机构管理及试验项目管理的专业经验，内容详实、覆盖面广、实用性强，对于规范临床试验实施流程、保证临床试验质量、增加机构备案现场检查通过率具有较好的指导意义及较高的应用价值。

　　由于编者自身认识有限，书中难免存有疏漏之处，对此，恳请广大读者予以批评指正。

编者

2020 年 9 月

目　录

附录

第一部分

新版 GCP 知识问答题

第一章 总 则

1. 何谓 GCP? GCP 的核心(宗旨、目的)是什么?

药物临床试验质量管理规范(Good Clinical Practice,GCP)是药物临床试验全过程的质量标准,包括方案设计、组织实施、监查、稽查、记录、分析、总结和报告。

GCP 的核心(宗旨、目的):保证药物临床试验过程规范,数据和结果科学、真实、可靠,保护受试者的权益和安全。

2. 2020 版 GCP 由谁制定? 制定依据是什么? 何时开始施行? 适用范围?

国家药品监督管理局(NMPA)根据《中华人民共和国药品管理法》《中华人民共和国疫苗管理法》《中华人民共和国药品管理法实施条例》制定本规范。药物临床试验的相关活动应当遵守本规范。本规范自 2020 年 7 月 1 日起施行。本规范适用于为申请药品注册而进行的药物临床试验。

3. 2020 版 GCP 内容包括多少章,多少条? 每一章的内容是什么?

2020 版 GCP 包括 9 章,83 条。第一章总则;第二章术语及其定义;第三章伦理委员会;第四章研究者;第五章申办者;第六章试验方案;第七章研究者手册;第八章必备文件管理;第九章附则。

4. 临床试验的实施应当遵守什么原则?

临床试验的实施应当遵守利益冲突回避原则。

第二章 术语及其定义

5. 临床试验

临床试验是指以人体（患者或健康受试者）为对象的试验，意在发现或验证某种试验药物的临床医学、药理学以及其他药效学作用、不良反应，或者试验药物的吸收、分布、代谢和排泄，以确定药物的疗效与安全性的系统性试验。

6. 非临床研究

非临床研究是指不在人体上进行的生物医学研究。

7. 试验方案

试验方案是指说明临床试验目的、设计、方法学、统计学考虑和组织实施的文件。试验方案通常还应当包括临床试验的背景和理论基础，该内容也可以在其他参考文件中给出。试验方案包括方案及其修订版。

8. 研究者手册

研究者手册是指与开展临床试验相关的试验用药品的临床和非临床研究资料汇编。

9. 病例报告表

病例报告表是指按照试验方案要求设计，向申办者报告的记录受试者相关信息的纸质或者电子文件。

10. 伦理委员会

伦理委员会是指由医学、药学及其他背景人员组成的委员会，其职责是通过独立地审查、同意、跟踪审查试验方案及相关文件、获得和记录受试者知情同意所用的方法和材料等，确保受试者的权益、安全受到保护。

11. 研究者

研究者是指实施临床试验并对临床试验质量及受试者权益和安全负责的试验现场的负责人。

12. 受试者

受试者是指参加一项临床试验,并作为试验用药品的接受者,包括患者、健康受试者。

13. 弱势受试者

弱势受试者是指维护自身意愿和权利的能力不足或者丧失的受试者,其自愿参加临床试验的意愿,有可能被试验的预期获益或者拒绝参加可能被报复而受到不正当影响。包括:研究者的学生和下级、申办者的员工、军人、犯人、无药可救疾病的患者、处于危急状况的患者,入住福利院的人、流浪者、未成年人和无能力知情同意的人等。

14. 公正见证人

公正见证人是指与临床试验无关,不受临床试验相关人员不公正影响的个人,在受试者或者其监护人无阅读能力时,作为公正的见证人,阅读知情同意书和其他书面资料,并见证知情同意。

15. 临床研究协调员

临床研究协调员是研究者、申办者与受试者之间的纽带,其工作职责是在研究者指导下,进行非医学性判断的事务性工作,可为研究者预约及接待受试者、填写病例报告表、收集和保存文件。

16. 申办者

申办者是指负责临床试验的发起、管理和提供临床试验经费的个人、组织或者机构。

17. 监查员

监查员是由申办者任命并对申办者负责的具备临床试验相关知识的人员,主要负责组织相关项目的临床监查,并负责制定相关项目的临床监查实施计划。监查员应具有临床医学、卫生统计学、药学等专业方面的知识，具有 GCP 证书，具有丰富的临床试验工作经验，具备较强的对外沟通协调能力和语言表达能力。

18. 合同研究组织

合同研究组织是指通过签订合同授权，执行申办者或者研究者在临床试验中的某些职责和任务的单位。

19. 临床试验现场管理组织

临床试验现场管理组织是指协助临床试验机构进行临床试验具体操作的具有管理经验的专业商业机构及现场管理工作的审查机构或组织。

20. 独立的数据监查委员会

独立的数据监查委员会又称数据和安全监查委员会（DSMB）、监查委员会、数据监查委员会（DMC）。指由申办者设立的独立数据监查委员会，定期对临床试验的进展、安全性数据和重要的有效性终点进行评估，并向申办者建议是否继续、调整或者停止试验。

21. 知情同意

知情同意是指受试者被告知可影响其做出参加临床试验决定的各方面情况后，确认同意自愿参加临床试验的过程。该过程应当以书面的、签署姓名和日期的知情同意书作为文件证明。

22. 监查

监查是指监督临床试验的进展，并保证临床试验按照试验方案、标准操作规程和相关法律法规要求实施、记录和报告的行动。

23. 稽查

稽查是指对临床试验相关活动和文件进行系统的、独立的检查，以评估确定临床试验相关活动的实施、试验数据的记录、分析和报告是否符合试验方案、标准操作规程和相关法律法规的要求。

24. 检查

检查是指药品监督管理部门对临床试验的有关文件、设施、记录和其他方面进行审核检查的行为,检查可以在试验现场、申办者或者合同研究组织所在地,以及药品监督管理部门认为必要的其他场所进行。

25. 不良事件

不良事件是指受试者接受试验用药品后出现的所有不良医学事件,可以表现为症状体征、疾病或者实验室检查异常,但不一定与试验用药品有因果关系。

26. 严重不良事件

严重不良事件是指受试者接受试验用药品后出现死亡、危及生命、永久或者严重的残疾或者功能丧失、受试者需要住院治疗或者延长住院时间,以及先天性异常或者出生缺陷等不良医学事件。

27. 重要不良事件

重要不良事件是指除严重不良事件外,任何导致采用针对性医疗措施(如停药、降低剂量和对症治疗)的不良事件和血液学或其他实验室检查明显异常。

28. 药物不良反应

药物不良反应是指临床试验中发生的任何与试验用药品可能有关的对人体有害或者非期望的反应。试验用药品与不良事件之间的因果关系至少有一个合理的可能性,即不能排除相关性。

29. 可疑且非预期严重不良反应

可疑且非预期严重不良反应是指临床表现的性质和严重程度超出了试验药物研究者手册、已上市药品的说明书或者产品特性摘要等已有资料信息的可疑并且非预期的严重不良反应。

30. 源文件

源文件是指临床试验中产生的原始记录、文件和数据,如医院病历、医学图像、实验室记录、备忘录、受试者日记或者评估表、发药记录、仪器自动记录的数据、缩微胶片、照相底片、磁介质、X光片、受试者文件,药房、实验室和医技部门保存的临床试验相关的文件和记录,包括核证副本等。源文件包括了源数据,可以以纸质或者电子等形式的载体存在。

31.源数据

源数据是指临床试验中的原始记录或者核证副本上记载的所有信息,包括临床发现、观测结果,以及用于重建和评价临床试验所需要的其他相关活动记录。

32.试验现场

试验现场是指实施临床试验相关活动的场所。

33.电子数据采集

电子数据采集是以数据库管理系统为平台,为申办者采集电子数据而非书面格式的临床试验数据的一项技术,从而有效、准确地管理电子化数据。研究者通过预先装有特殊软件的电脑将临床试验中收集到的数据直接输入 eCRF(电子病例报告表),待监查员完成原始数据核查(SDV)后,通知中央数据库锁定数据,中央数据库会将自动生成的数据质疑表(DQF)反馈给研究者和监查员或是对无疑问数据进行锁定。

34.互动式语音应答系统

互动式语音应答系统是研究者通过按键话机拨打免费电话,直接与申办者药品管理中心取得联系,完成患者录入、随机号获取、药物分配等操作的系统。

35.受试者鉴认代码

受试者鉴认代码是指临床试验中分配给受试者以辨识其身份的唯一代码。研究者在报告受试者出现的不良事件和其他与试验有关的数据时,用该代码代替受试者姓名以保护其隐私。

36.标准操作规程

标准操作规程是指为保证某项特定操作的一致性而制定的详细的书面要求。

37. 质量保证

质量保证是指在临床试验中建立的有计划的系统性措施，以保证临床试验的实施和数据的生成、记录和报告均遵守试验方案和相关法律法规。

38. 质量控制

质量控制是指在临床试验质量保证系统中，为确证临床试验所有相关活动是否符合质量要求而实施的技术和活动。

39. 拓展性临床试验

拓展性临床试验即拓展性同情使用临床试验用药物，是临床试验的一种形式。是指在一些情况下，患者不能通过参加临床试验来获得临床试验用药物时，允许在开展临床试验的机构内使用尚未得到批准上市的药物给急需的患者。

40. 生物利用度

生物利用度是指药物进入人体循环的速度和程度。用 C_{max}（峰值浓度）、T_{max}（峰时间）和 AUC（药时曲线下面积）来表示。生物利用度分为绝对生物利用度和相对生物利用度。

41. 生物等效性试验

生物等效性试验是指用生物利用度研究的方法，以药代动力学参数为指标，比较同一种药物相同或者不同剂型的制剂，在相同试验条件下，其活性成分吸收程度和速度有无统计学差异的人体试验。

42. 试验用药品

试验用药品是指用于临床试验的试验药物、对照药品。

43. 对照药品

对照药品是指临床试验中用于与试验药物参比对照的其他研究药物、已上市药品或者安慰剂。

44. 核证副本

核证副本是指经过审核验证，确认与原件的内容和结构等均相同的复制件，该复制件是经审核人签署姓名和日期，或者是由已验证过的系统直接生成，可以以纸质或者电子等形式的载体存在。

45. 药代动力学

药代动力学是指定量研究药物在生物体内吸收、分布、代谢和排泄规律，并运用数学原理和方法阐述血药浓度随时间变化的规律。

46. 开放性试验

开放性试验是指一种不设盲的试验，所有人包括受试者、研究者和监查员都知道试验的随机分组方案。

47. 双盲双模拟技术

在双盲试验中，当试验药与对照药剂型不相同时，为达到双盲试验的目的必须使用双模拟技术。例如，假设要比较一种剂型为片剂的药物和另一种剂型为胶囊的药物，为了使试验按双盲的方式进行，受试者每次服药时，必须要同时服一片药片和一粒胶囊。被分配用药片治疗的受试者（甲组）每次要服一片活性药片和一粒安慰剂胶囊。而分配用胶囊治疗的受试者（乙组）则每次要服一片安慰剂药片和一粒活性胶囊。利用该技术可以使受试者和研究者均不知道每个受试者得到的是何种治疗。该技术常用于对照临床试验中，称为双盲双模拟技术。

48. 单臂试验

单臂试验是指无对照组的开放性临床试验。

49. 洗脱期（导入期、清洗期）

临床试验中药物洗脱期包括导入期和清洗期。导入期是指开始使用试验药物治疗前，受试者停用研究中不允许使用的药物，或服用安慰剂的一段时间。清洗期是指在交叉设计试验中，第一阶段治疗与第二阶段治疗中间一段不服用试验药物，或者服用安慰剂的时期。导入期是为了清洗试验前可能服用的其他药物，清洗期是为了清洗前后两个试验阶段间机体内残留的药物。

50. 数据锁定（结果锁定）

数据锁定（结果锁定）是指在盲态审核并认为所建立的数据

库正确无误后，由主要研究者、申办者、生物统计学专业人员和保存盲底的有关人员对数据库进行锁定。此后，对数据库的任何改动只有在以上几方人员同意（可以书面形式）的情况下才能进行。

51. 多中心试验

多中心试验是由多位研究者按同一试验方案在不同地点和单位同时进行的临床试验。

52. 国际多中心试验

国际多中心试验是指由不同国家和地区的多个医疗中心参加的临床试验。

第三章　伦理委员会

53. 伦理委员会的职责是什么？

伦理委员会的职责是保护受试者的权益和安全，应当特别关注弱势受试者。

54. 简述临床试验的伦理学基本原则。

临床试验的伦理学基本原则有：① 尊重原则；② 有益和无害原则；③ 保密原则；④ 公正原则。

55. 简述伦理委员会审查临床试验科学性、伦理合理性的目的。

保证受试者尊严、安全和权益，促进临床试验科学、健康地发展，增强公众对临床试验信任和支持。

56. 简述《赫尔辛基宣言》人体医学研究伦理准则核心。

公正、尊重人格、力求使受试者最大程度受益和尽可能避免伤害。

57. 简述受试者试验风险的种类、等级。

（1）受试者试验风险的种类分为身体、心理、社会、经济伤害四种。

（2）其等级分为最小风险、低风险、中等风险、高风险四个等级。

① 最小风险：是指试验预期伤害或不适的可能性和程度不大于日常生活或者进行常规体格检查和心理测试时所遇到的风险。

② 低风险：是指稍大于最小风险，发生可逆性的轻度不良事件增加（活动引起的肌肉/关节疼痛或扭伤）。

③ 中等风险:是指大于低风险,但概率不是非常高,发生可逆的中度不良事件增加(低血糖反应、支气管痉挛或感染),但有充分的监督和保护控制和降低风险;严重伤害可能性非常小。

④ 高风险:是指大于中等风险,发生严重而持续的与试验相关不良事件增加,不良事件性质或可能性大小不确定。

58. 受试者的权益包括哪些?

受试者的权益有:① 知情权;② 隐私权;③ 自愿参加和随时退出权;④ 及时治疗权;⑤ 补偿与赔偿权。

59. 保护受试者权益的重要措施有哪些?

保护受试者的权益的重要措施有:伦理审查与知情同意。

60. 简述伦理委员会的审查范围、审查依据、审查要点。

审查范围:药物/医疗器械临床试验项目。

审查依据:世界医学会《赫尔辛基宣言》,NMPA《药物临床试验质量管理规范(2020)》、《药物临床试验伦理审查工作指导原则(2010)》、《医疗器械临床试验质量管理规范(2016)》,卫健委《涉及人的生物医学研究伦理审查办法(2016)》等相关法律法规。

审查要点:对临床试验的科学性和伦理性进行审查,包括① 试验方案设计与实施;② 试验风险与受益;③ 受试者招募;④ 知情同意过程;⑤ 知情同意书告知信息;⑥ 受试者医疗和保护;⑦ 隐私和保密;⑧ 涉及弱势群体试验;⑨ 涉及特殊疾病人群、特定地区人群/族群试验。

61. 简述伦理委员会审议试验方案的主要内容。

① 研究者的资格、经验、是否有充分的时间参加临床试验,人员配备及设备条件等是否符合试验要求;② 试验方案是否充分考虑了伦理原则,包括研究目的、受试者及其他人员可能遭受的风险和受益及试验设计的科学性;③ 受试者入选的方法,向受试者(或其家属、监护人)提供有关本试验的信息资料是否完整易懂,获取知情同意书的方法是否适当;④ 受试者因参加临床试验而受到损害甚至发生死亡时,给予的治疗和(或)保险措

施;⑤ 对试验方案提出的修正意见是否可以接受;⑥ 定期审查临床试验进行过程中受试者的风险程度。

62. 提交伦理委员会审查的文件有哪些?

① 试验方案和试验方案修订版;② 知情同意书及其更新件;③ 招募受试者的方式和信息;④ 提供给受试者的其他书面资料;⑤ 研究者手册;⑥ 现有的安全性资料;⑦ 包含受试者补偿信息的文件;⑧ 研究者资格的证明文件;⑨ 伦理委员会履行其职责所需要的其他文件。

63. 简述伦理委员会的人员组成结构、法定到会人数。

伦理委员会指由医学、药学及其他背景人员组成的委员会。伦理委员会的委员应当从生物医学领域和伦理学、法学、社会学等领域的专家和非本机构的社会人士中遴选产生,人数不得少于 7 人,并且应当有不同性别的委员,少数民族地区应当考虑少数民族委员。最少到会委员人数应超过半数成员,包括各类别委员,具有不同性别组成。

64. 伦理委员会的审查意见有几种?

伦理委员会的审查意见有四种:① 同意;② 必要的修改后同意;③ 不同意;④ 终止或暂停已同意的研究。审查意见应当说明要求修改的内容,或者否定的理由。

65. 伦理委员会应当关注并明确要求研究者及时报告的内容有哪些?

① 临床试验实施中为消除对受试者紧急危害的试验方案的偏离或者修改;② 增加受试者风险或者显著影响临床试验实施的改变;③ 所有可疑且非预期严重不良反应;④ 可能对受试者的安全或者临床试验的实施产生不利影响的新信息。

66. 伦理委员会的运行应当符合哪些要求?

① 伦理委员会的委员组成、备案管理应当符合卫生健康主管部门的要求;② 伦理委员会的委员均应当接受伦理审查的培训,能够审查临床试验相关的伦理学和科学等方面的问题;③ 伦理委员会应当按照其制度和标准操作规程履行工作职责,

审查应当有书面记录,并注明会议时间及讨论内容;④ 伦理委员会会议审查意见的投票委员应当参与会议的审查和讨论,包括了各类别委员,具有不同性别组成,并满足其规定的人数。会议审查意见应当形成书面文件;⑤ 投票或者提出审查意见的委员应当独立于被审查临床试验项目;⑥ 伦理委员会应当有其委员的详细信息,并保证其委员具备伦理审查的资格;⑦ 伦理委员会应当要求研究者提供伦理审查所需的各类资料,并回答伦理委员会提出的问题;⑧ 伦理委员会可以根据需要邀请委员以外的相关专家参与审查,但不能参与投票。

67. 伦理委员会应当建立哪些书面文件并执行?

① 伦理委员会的组成、组建和备案的规定;② 伦理委员会会议日程安排、会议通知和会议审查的程序;③ 伦理委员会初始审查和跟踪审查的程序;④ 对伦理委员会同意的试验方案的较小修正,采用快速审查并同意的程序;⑤ 向研究者及时通知审查意见的程序;⑥ 对伦理审查意见有不同意见的复审程序。

68. 伦理委员会的文档管理有何规定?

秘书负责文档存取、办理查阅和返还手续,并保留伦理审查的全部记录,包括伦理审查的书面记录、委员信息、递交的文件、会议记录和相关往来记录等。药物临床试验项目档案资料保存至临床试验结束后至少五年,医疗器械临床试验项目档案资料保存至临床试验结束后至少十年。

69. 伦理委员会对试验进行审查监督的权利包括哪些?

① 批准/不批准一项临床试验;② 对正在实施的临床试验定期跟踪审查,审查的频率应当根据受试者的风险程度而定,但至少一年审查一次;③ 暂停、终止未按照相关要求实施,或者受试者出现非预期严重损害的临床试验。

70. 伦理委员会是独立于机构,还是独立于审查的试验项目?

伦理委员会既独立于机构,也独立于审查的试验项目。

71. 伦理委员会跟踪审查的内容包括哪些?

① 修正案审查;② 研究进展审查;③ 严重不良事件审查;④ 不依从/违背方案审查;⑤ 暂停/终止试验审查;⑥ 结题审查。

72. 伦理委员会对临床试验项目的审查讨论时,参与该临床试验的委员是否应当回避?

应当回避。

73. 伦理委员会对临床试验方案的审查讨论,因专业审查需要是否可邀请独立顾问出席会议和投票?

可邀请独立顾问出席会议,但不参与投票。

74. 在进行人体试验前,应该考虑试验哪些方面?

在进行人体试验前,应考虑该试验的目的及需解决的问题;权衡对受试者和公众健康预期的受益及风险;预期的受益应超过可能出现的损害;选择临床试验方法必须符合科学和伦理要求。

75. 是否所有临床试验项目都应经过伦理委员会审查?

是。

第四章 研究者

76. 研究者和临床试验机构应当具备的资格和要求主要包括哪些内容？

① 具有在临床试验机构的执业资格；具备临床试验所需的专业知识、培训经历和能力；能够根据申办者、伦理委员会和药品监督管理部门的要求提供最新的工作履历和相关资格文件；② 熟悉申办者提供的试验方案、研究者手册、试验药物相关资料信息；③ 熟悉并遵守本规范和临床试验相关的法律法规；④ 保存一份由研究者签署的职责分工授权表。

77. 简述主要研究者和临床试验机构应当具有完成临床试验所需的必要条件。

① 研究者在临床试验约定的期限内有按照试验方案入组足够数量受试者的能力；② 研究者在临床试验约定的期限内有足够的时间实施和完成临床试验；③ 研究者在临床试验期间有权支配参与临床试验的人员，具有使用临床试验所需医疗设施的权限，正确、安全地实施临床试验；④ 研究者在临床试验期间确保所有参加临床试验的人员充分了解试验方案及试验用药品，明确各自在试验中的分工和职责，确保临床试验数据的真实、完整和准确；⑤ 研究者监管所有研究人员执行试验方案，并采取措施实施临床试验的质量管理；⑥ 临床试验机构应当设立相应的内部管理部门，承担临床试验的管理工作。

78. 研究者应当如何给予受试者适合的医疗处理？

① 研究医生需要承担所有与临床试验有关的医学决策责任。② 在临床试验和随访期间，对于受试者出现与试验相关的

不良事件,研究医生和临床试验机构应当保证受试者得到妥善的医疗处理,并将相关情况如实告知受试者。研究医生意识到受试者存在合并疾病需要治疗时,应当告知受试者,并关注可能干扰临床试验结果或者受试者安全的合并用药。③ 在受试者同意的情况下,研究医生可以将受试者参加试验的情况告知相关的临床医生。④ 受试者可以无理由退出临床试验。研究医生在尊重受试者个人权利的同时,应当尽量了解其退出理由。

79. 研究者与伦理委员会的沟通包括哪些内容?

① 临床试验实施前,研究者应当获得伦理委员会的书面同意;② 临床试验实施前和临床试验过程中,研究者应当向伦理委员会提供伦理审查需要的所有文件。

80. 研究者应当如何遵守试验方案?

① 按照伦理委员会同意的试验方案实施临床试验;② 未经申办者和伦理委员会同意,不得修改或者偏离试验方案;③ 对偏离试验方案予以记录和解释;④ 为了消除对受试者的紧急危害,在未获得伦理委员会同意的情况下,研究者修改或者偏离试验方案,应当及时向伦理委员会、申办者报告,并说明理由,必要时报告药品监督管理部门;⑤ 采取措施,避免使用试验方案禁用的合并用药。

81. 临床试验过程中如何保护受试者?

① 制定《受试者损害应急预案》《受试者突发事件应急预案》;② 院内成立防范和处理受试者损害协调组与技术指导组;③ 各专业科室成立急救小组;④ 试验开始前制定与试验相关的应急预案;⑤ 启动会时详细培训方案、应急预案及 SOP 等;⑥ 熟悉转运 ICU 救治的流程。

82. 研究者和临床试验机构如何对申办者提供的试验用药品进行管理?

① 指派有资格的药师或者其他人员管理试验用药品;② 试验用药品在临床试验机构的接收、储存、分发、回收、退还及未使用的处置等管理,应当遵守相应的规定并保存记录;

③ 试验用药品的储存应当符合相应的储存条件；④ 确保试验用药品按照试验方案使用；⑤ 对生物等效性试验的临床试验用药品进行随机抽取留样，至少保存留样至药品上市后 2 年。

83. 研究者实施知情同意应符合哪些要求？

① 应当使用经伦理委员会同意的最新版的知情同意书和其他提供给受试者的信息。如有必要，临床试验过程中的受试者应当再次签署知情同意书；② 获得可能影响受试者继续参加试验的新信息时，应当及时告知受试者或者其监护人，并作相应记录；③ 不得采用强迫、利诱等不正当方式影响受试者参加或者继续临床试验；④ 应当充分告知受试者有关临床试验的所有相关事宜，包括书面信息和伦理委员会的同意意见；⑤ 知情同意书等提供给受试者的口头和书面资料均应当采用通俗易懂的语言和表达方式，使其易于理解；⑥ 签署知情同意书之前，应当给予受试者或者其监护人充分的时间和机会了解临床试验的详细情况，并详尽回答受试者或者其监护人提出的与临床试验相关的问题；⑦ 受试者或者其监护人，以及执行知情同意的研究者应当在知情同意书上分别签名并注明日期，如非受试者本人签署，应当注明关系。

84. 受试者或监护人签署知情同意书后，应当获得哪些资料？

受试者或者其监护人应当得到已签署姓名和日期的知情同意书原件或者副本，包括更新版知情同意书原件或者副本。

85. 若受试者或者其监护人缺乏阅读能力，如何实施知情同意？

应当有一位公正的见证人见证整个知情同意过程，在知情同意书上签字并注明日期，以证明受试者或者其监护人就知情同意书和其他文字资料得到了研究者准确地解释，同意参加临床试验。

86. 若受试者为无民事行为能力或限制民事行为能力的，如何实施知情同意？

无民事行为能力者是指不满 8 周岁的未成年人或不能辨认自己行为的成年人，应当取得其监护人的书面知情同意。

限制民事行为能力的人是指 8 周岁以上的未成年人或不能完全辨认自己行为的成年人，应当取得本人及其监护人的书面知情同意。

当监护人代表受试者知情同意时，应当在受试者可理解的范围内告知受试者临床试验的相关信息，尽量让受试者亲自签署知情同意书并注明日期。

87. 若受试者为儿童，如何实施知情同意？

应当征得其监护人的知情同意并签署知情同意书。当儿童有能力做出同意参加临床试验的决定时，还应当征得其本人同意，如果儿童受试者本人不同意参加临床试验或者中途决定退出临床试验时，即使监护人已经同意参加或者愿意继续参加，也应当以儿童受试者本人的决定为准。在临床试验过程中，儿童受试者达到了签署知情同意的条件，则需要由本人签署知情同意之后方可继续实施。

88. 紧急情况下，参加临床试验前不能获得受试者的知情同意时，应如何处理？

受试者的监护人可以代表受试者知情同意，若其监护人也不在场时，受试者的入选方式应当在试验方案以及其他文件中清楚表述，并获得伦理委员会的书面同意，同时应当尽快得到受试者或者其监护人可以继续参加临床试验的知情同意。

89. 病史记录中是否应记录受试者知情同意的具体时间和人员？

是。

90. 知情同意书应当包括哪些内容？

① 临床试验概况；② 试验目的；③ 试验治疗和随机分配至各组的可能性；④ 受试者需要遵守的试验步骤，包括创伤性医

疗操作；⑤ 受试者的义务；⑥ 临床试验所涉及试验性的内容；⑦ 试验可能致受试者的风险或者不便；⑧ 试验预期的获益；⑨ 其他可选的药物和治疗方法，及其重要的潜在获益和风险；⑩ 受试者发生与试验相关的损害时，可获得补偿以及治疗；⑪ 受试者参加临床试验可能获得的补偿；⑫ 受试者参加临床试验预期的花费；⑬ 受试者参加试验是自愿的，可以拒绝参加或者有权在试验任何阶段随时退出试验；⑭ 在不违反保密原则和相关法规的情况下，监查员、稽查员、伦理委员会和药品监督管理部门检查人员可以查阅受试者的原始医学记录，以核实临床试验的过程和数据；⑮ 受试者相关身份鉴别记录的保密事宜，不公开使用；如果发布临床试验结果，受试者的身份信息仍保密；⑯ 有新的可能影响受试者继续参加试验的信息时，将及时告知受试者或者其监护人；⑰ 当存在有关试验信息和受试者权益的问题，以及发生试验相关损害时，受试者可联系的研究者和伦理委员会及其联系方式；⑱ 受试者可能被终止试验的情况以及理由；⑲ 受试者参加试验的预期持续时间；⑳ 参加该试验的预计受试者人数。

91. 试验的记录和报告应当符合哪些要求？

① 主要研究者应当监督试验现场的数据采集、各研究人员履行其工作职责的情况；② 应当确保所有临床试验数据准确、完整、可读和及时；③ 应当按照申办者提供的指导说明填写和修改病例报告表；④ 研究者和临床试验机构应当按"临床试验必备文件"和药品监督管理部门的相关要求，妥善保存试验文档；⑤ 根据监查员、稽查员、伦理委员会或者药品监督管理部门的要求，研究者和临床试验机构应当配合并提供所需的与试验有关的记录。

92. 严重不良事件处理应当符合哪些要求？

研究者应当立即向申办者书面报告所有严重不良事件，随后应当及时提供详尽、书面的随访报告。严重不良事件报告和随访报告应当注明受试者在临床试验中的鉴认代码。试验方案中规定的、对安全性评价重要的不良事件和实验室异常值,应当按照试验方案的要求和时限向申办者报告。

涉及死亡事件的报告,研究者应当向申办者和伦理委员会提供其他所需要的资料,如尸检报告和最终医学报告。

研究者收到申办者提供的临床试验的相关安全性信息后应当及时签收阅读,并考虑受试者的治疗是否进行相应调整,必要时尽早与受试者沟通,并应当向伦理委员会报告由申办方提供的可疑且非预期严重不良反应。

93. 提前终止或者暂停临床试验时,研究者应如何处理?

① 申办者终止或者暂停临床试验,研究者应当立即向临床试验机构、伦理委员会报告,并提供详细书面说明;② 伦理委员会终止或者暂停已经同意的临床试验,研究者应当立即向临床试验机构、申办者报告,并提供详细书面说明;③ 凡提前终止或者暂停的临床试验,研究者应当及时通知受试者,并给予受试者适当的治疗和随访。

94. 研究者在临床试验过程中如何提供试验进展及总结报告?

① 研究者应当向伦理委员会提交试验进展报告;② 出现可能显著影响临床试验的实施或者增加受试者风险的情况,研究者应当尽快向申办者、伦理委员会和临床试验机构书面报告;③ 临床试验完成后,研究者应当向临床试验机构报告,并向伦理委员会提供临床试验结果的摘要,同时向申办者提供药品监督管理部门所需要的临床试验相关报告。

95. 何谓 PI?

PI,Principal Investigator,即主要研究者。

96. PI 需具备哪些条件? PI 的职责包括哪些?

(1) PI 的资质要求:① 具有高级职称的执业医师,在本专业中具有较高造诣的专业负责人或学科带头人;② 具有较强的科研能力及丰富的临床试验经验,参加过 3 个以上药物临床试验;③ 具有一定的组织管理与协调能力,并具有较强的责任心

④ 熟悉临床试验方案,并能严格执行临床试验方案;⑤ 能够保证临床试验数据的真实、准确、及时、完整;⑥ 能够保证有充足的时间与精力参与临床试验。

（2）PI 的职责包括:① 负责临床试验方案、CRF、知情同意书等文件的起草或审核、修改;② 组织临床试验前试验方案培训;③ 监督、指导研究者按照试验方案进行临床试验;④ 负责做出与临床试验相关的医疗决定;⑤ 负责临床试验中出现不良事件的判断、报告以及组织抢救治疗;⑥ 负责协调与临床试验有关的科室和所需配备;⑦ 负责向伦理委员会汇报试验方案、知情同意书等相关内容;⑧ 保证试验数据的真实、准确、及时、完整;⑨ 对临床试验全过程负责,负责审核病例报告表及签名;⑩ 负责撰写临床试验中心小结和总结报告并签名。

97. 主要研究者在试验准备阶段的标准操作规程有哪些？

① 意向性联系时考虑是否有充足的研究时间及所要求的病例数;② 提交申办者的所有证明文件至机构办公室;③ 与申办者共同起草制定试验方案以及相关附属文件(知情同意书、招募广告和病例报告表等);④ 参加研究者会,讨论试验方案、知情同意书等;⑤ 递交伦理委员会审查、批准;⑥ 与申办者正式签订合同;⑦ 对相关研究者进行方案培训;⑧ 受试者签署知情同意书后开始试验。

98. 主要研究者在临床试验过程中应签署哪些文件？

临床试验中签署的文件有:临床试验立项申请表、试验方案、临床试验伦理审查申请表、项目任务书、合同、研究者声明、研究者履历表、研究者签到表、研究者授权表、实验室检查值正常值范围、病例报告表、分中心小结、总结报告、质量检查记录表、伦理跟踪审查申请与报告(修正案申请、研究进展报告、严重不良事件报告表、违背方案报告、暂停/终止研究报告、结题报告)。

99. 临床试验开始前研究者应对申办者哪些资料进行审核？

① NMPA 药物临床试验批件或临床试验通知书;② 研究者手册或试验药物的临床前整套研究资料和临床研究文献资

料;③ 申办者的试验药物药检合格报告及对照药的省级以上药检部门药检合格报告;④ 申办者资质,包括企业法人营业执照、药品生产许可证、GMP 证书(如有)等;⑤ 联系人的委托书原件、身份证复印件;⑥ 试验方案、知情同意书、研究病历、病例报告表等。

100. 方案启动培训由哪些人参加? 培训内容包括哪些?

(1) 由全体研究者(主要研究者、项目负责人、研究医生、研究护士)、机构办公室相关人员(主任、秘书、质量管理员、药库管理员、档案管理员)、申办方/CRO 监查员、CRC 等参加方案启动培训。

(2) 方案启动培训内容主要包括临床试验授权、分工,临床试验方案及试验流程、试验相关 SOP、试验药物特性等方面的培训。

101. 简述知情同意的原则。

知情同意的原则是完全告知、充分理解、自主选择。

102. 知情同意书应一式几份?

知情同意书应一式两份,一份由研究中心保存,另一份由受试者保存。

103. 知情同意书分为哪两个部分?

知情同意书分为"知情"与"同意"两部分,前者为"知情告知",后者为"同意签字"。

104. 何时签署知情同意书?

签署知情同意书应在伦理委员会审批之后,筛选受试者之前。

105. 受试者招募的形式?

① 个人联系;② 招募广告;③ 数据库;④ 招募公司;⑤ 其他方式。

106. 药物不良反应和不良事件的区别?

药物不良反应(ADR)与不良事件(AE)的区别在于药物不良反应与药物有因果关系,而不良事件则不确定。

107. 临床试验不良事件的分级？

临床试验不良事件分为五级：

1级：轻度，无症状或轻微；仅为临床或诊断所见；无须治疗。

2级：中度，需要较小、局部或非侵入性治疗；与年龄相当的工具性日常生活活动受限。

3级：严重或者具重要医学意义但不会立即危及生命；导致住院或者延长住院时间；致残；自理性日常生活活动受限。

4级：危及生命；需要紧急治疗。

5级：与 AE 相关的死亡。

108. 如何判断 AE 和试验药物的关系？

五级分类法对不良事件和试验用药之间可能存在的关联作出评估。

① 开始用药的时间和可疑出现的时间有无合理的先后关系；② 可疑不良反应（ADR）是否符合该药品已知 ADR 类型；③ 所怀疑的 ADR 是否可以用患者的病理情况、合并用药、并用疗法或曾用疗法来解释；④ 停药或降低剂量可疑的 ADR 是否减轻或消失；⑤ 再次接触可疑药品后是否再次出现同样反应。

109. 受试者损害及突发事件包括哪些？

受试者损害包括药物不良反应、不良事件、严重不良事件。

突发事件包括突发公共卫生事件、自然灾害（例如水灾、火灾、地震），以及紧急停水、停电等。

110. 管床医生是否可开具临床试验医嘱或处方？

只有经主要研究者书面授权的研究者方可开具临床试验医嘱或处方。

111. 简述化学药品注册分类。

化学药品注册分类分为创新药、改良型新药、仿制药、境外已上市境内未上市化学药品，分为以下 5 个类别：

1类：境内外均未上市的创新药。指含有新的结构明确的、具有药理作用的化合物，且具有临床价值的药品。

2类：境内外均未上市的改良型新药。指在已知活性成分的基础上,对其结构、剂型、处方工艺、给药途径、适应证等进行优化,且具有明显临床优势的药品。

3 类:境内申请人仿制境外上市但境内未上市原研药品的药品。该类药品应与参比制剂的质量和疗效一致。

4 类:境内申请人仿制已在境内上市原研药品的药品。该类药品应与参比制剂的质量和疗效一致。

5 类:境外上市的药品申请在境内上市。

112. 试验用药品的管理环节包括哪些?

试验用药品的管理环节包括试验用药品的供给、接收、储存、分发、使用、回收、退还等。

113. 试验用药品管理的记录包括哪些?

试验用药品管理的记录应当包括日期、数量、批号/序列号、有效期、分配编码、签名等。研究者应当保存每位受试者使用试验用药品数量和剂量的记录。试验用药品的使用数量和剩余数量应当与申办者提供的数量一致。

114. 双盲临床试验中,试验药物与对照药品在哪些特征上均应一致?

在外形、气味、包装、标签和其他特征上均应一致。

115. 如何进行药物储存管理?

药品的储存管理应遵循:① 根据试验用药品相应的贮存温度、湿度或需要避光等要求,分别将试验用药品储存于储藏架、储藏柜、阴凉柜、恒温箱中,需要冷藏的试验用药品储存于冰箱中;② 根据不同的季节调节试验用药品储存空间的温湿度:用空气调节器调节温湿度;梅雨季节用抽湿机除湿,或在储藏柜、冰箱、阴凉柜、恒温箱中放置除湿包进行除湿,使湿度保持在规定的范围内;秋冬季节,空气干燥可用加湿器加湿,防止湿度过低;③ 注意防止药物霉变。

116. 试验用药品的保存条件有哪些?其要求温度各是多少?一般湿度的范围是多少?

① 常温:温度控制在 10～30℃;② 阴凉处:温度不超过

20℃;③ 凉暗处:避光并且温度不超过 20℃;④ 冷处:温度控制在 2~8℃。一般相对湿度应控制在 35%~75%。

117. 接受不同批次的试验用药品如何处理?

在临床试验过程中,试验用药品的批次可不同,但申办者需提供不同批次药物的药检报告,并向临床试验机构和伦理委员会备案。

118. 如何接收冷链运输药物?

① 运输途中运输公司应有相应的保证药物保存的冷链包装,运输途中应有温度监控;② 冷链保存药物验收合格后应按药物保存条件立即储存,并有温度记录;③ 科室领取冷链保存药物时应有相应温度要求的保温包,快速转移至科室的专用设备中。

119. 科室试验用药品的管理由谁负责?

由科室药物管理员负责科室试验用药品的管理。

120. 简述科室试验用药品接收、发放及回收流程。

① 科室药物管理员至 GCP 药库领取试验药物;② 领药时,仔细核对药物批号、编号、有效期,查看药物包装是否完整,标签是否明确,有无破损,并与 GCP 药库管理员在试验药物出库记录表中签字;③ 科室药物管理员取回药物,按试验方案要求存放药物;④ 根据研究者开具的临床试验医嘱/处方发放药物并记录;⑤ 受试者每次访视时,将剩余药物及空包装退还至科室药物管理员并记录;⑥ 试验结束后,科室药物管理员清点剩余药物及空包装后,退还至 GCP 药库,双方签字确认;⑦ GCP 药库管理员将剩余药物及空包装退还申办者。

(若机构设立的为中心药房,根据本中心 SOP 执行。)。

121. 专业科室药物管理员在给受试者发药时应交代哪些注意事项?

应交代药物的用法用量、保存条件;剩余药物及包装必须返还给科室药管员;试验药物绝对不得另给他人使用。

122. 试验的随机性由谁管理? 如何保证随机?

试验的随机由药物管理员管理。

一般按照受试者取药先后顺序,药物编号从小到大发放药物;或由 IWRS 系统随机后发放药物。

123. 试验药物回收后能否继续使用?

不能。

124. 生物样本应如何储存?

试验方案或实验室操作手册中应明确生物样本采集后的储存要求。根据样本具体检查项目的要求,冷藏样本应于 2～8℃ 冰箱保存;-20℃保存样本建议在 30 天内运输至中心实验室;低于-60℃保存的样本建议在 90 天内运至中心实验室。检测样本与备份样本尽量分开运输。通常要求储存样本的冰箱安装温控系统,设置报警范围。

125. 何谓依从性?

依从性是指受试者或研究者对试验方案的遵循程度。

受试者依从性是指受试者是否按试验方案的要求用药,是否按要求接受随访。

研究者依从性是指研究人员严格执行试验方案、各项 SOP 及 GCP 的程度。

126. 受试者服药依从性如何计算? 良好服药依从性的范围是多少?

受试者服药依从性＝实际用药量/应用药量×100％。

良好服药依从性的范围是 80％～120％。

127. 何谓违背方案、严重违背方案? 如何处理?

违背方案是指对伦理委员会批准试验方案的所有偏离,并且这种偏离没有获得伦理委员会的事先批准,或者违背人体受试者保护规定和伦理委员会要求的情况。

严重违背方案是指研究纳入了不符合纳入标准或符合排除标准的受试者;符合中止试验规定而未让受试者退出研究;给予错误治疗或剂量;给予方案禁止的合并用药等没有遵从方案开展研究的情况;或可能对受试者的权益/健康以及研究的科学性造成显著影响等违背 GCP 原则的情况。

处理:研究者应填写违背方案报告,向机构办公室、申办者、伦理委员会报告方案违背情况及处理情况,并根据申办者和伦理委员会的意见采取相应措施。

128. 临床试验的样本(如血样、尿样、细菌培养标本)和常规临床诊疗的样本管理有什么区别?

临床试验的样本留取的时间、类型应根据试验方案的要求留取。

129. 何谓质疑表? 由谁传送? 能不能通过电话传达质疑表的内容?

质疑表(querylist,queryform)是数据管理员清理数据发现问题后,要求研究者作出回答的文件。监查员、研究者、数据管理员之间的各种疑问及解答的交换都由质疑表完成。质疑表应保存备查。质疑表可由监查员传送给研究者,不能通过电话传达。

130. 简述质量控制与质量保证的区别。

质量控制(QC)是参与试验的层面;质量保证(QA)是独立于试验之外的一种质量保证。

第五章　申办者

131. 申办者的基本考虑是什么？

申办者应当把保护受试者的权益和安全以及临床试验结果的真实、可靠作为临床试验的基本考虑。

132. 申办者应如何建立临床试验的质量管理体系？

① 质量管理体系应当涵盖临床试验的全过程；② 临床试验质量保证和质量控制的方法应当与临床试验内在的风险和所采集信息的重要性相符；③ 申办者应当履行管理职责。

133. 申办者的质量保证和质量控制应符合哪些要求？

① 负责制定、实施和及时更新有关临床试验质量保证和质量控制系统的标准操作规程；② 临床试验和实验室检测的全过程均需严格按照质量管理标准操作规程进行；③ 应当与研究者和临床试验机构等所有参加临床试验的相关单位签订合同，明确各方职责。

134. 申办者委托合同研究组织应当符合哪些要求？

① 申办者可以将其临床试验的部分或者全部工作和任务委托给合同研究组织，但申办者仍然是临床试验数据质量和可靠性的最终责任人。合同研究组织应当实施质量保证和质量控制。② 申办者委托给合同研究组织的工作应当签订合同。③ 未明确委托给合同研究组织的工作和任务，其职责仍由申办者负责。

135. 谁应当指定有能力的医学专家及时对临床试验的相关医学问题进行咨询？

申办者。

136. 申办者应当选用哪些人员参与试验？

申办者应当选用有资质的生物统计学家、临床药理学家和临床医生等参与试验。

137. 谁可以建立独立的数据监查委员会，以定期评价临床试验的进展情况？

申办者。

138. 申办者应当使用什么鉴别每一位受试者所有临床试验数据？

受试者鉴认代码。

139. 谁选择临床试验的研究者和临床试验机构？

申办者负责选择研究者和临床试验机构。

140. 申办者如何保证研究者和受试者损害的补偿或者赔偿？

① 申办者应当向研究者和临床试验机构提供与临床试验相关的法律上、经济上的保险或者保证，并与临床试验的风险性质和风险程度相适应；② 应当承担受试者与临床试验相关的损害或者死亡的诊疗费用，以及相应的补偿，并及时兑付给予受试者的补偿或者赔偿。

141. 申办者与研究者和临床试验机构签订的合同应注意哪些事项？

① 应当明确试验各方的责任、权利和利益，以及各方应当避免的、可能的利益冲突；② 试验经费应当合理，符合市场规律；③ 申办者、研究者和临床试验机构应当在合同上签字确认。

142. 临床试验开始前，谁应当向药品监督管理部门提交相关的临床试验资料，并获得临床试验的许可或者完成备案？

申办者。

143. 申办者在拟定临床试验方案时，应当获得哪些数据支持其给药途径、给药剂量和持续用药时间？

足够的安全性和有效性数据。

144. 试验用药品的制备、包装、标签和编码应当符合哪些要求？

① 试验药物制备应当符合临床试验用药品生产质量管理相关要求；试验用药品的包装标签上应当标明仅用于临床试验、临床试验信息和临床试验用药品信息；在盲法试验中能够保持盲态；② 申办者应当明确规定试验用药品的储存温度、运输条件（是否需要避光）、储存时限、药物溶液的配制方法和过程，及药物输注的装置要求等；③ 试验用药品的包装，应当能确保药物在运输和储存期间不被污染或者变质；④ 在盲法试验中，试验用药品的编码系统应当包括紧急揭盲程序。

145. 试验用药品的供给和管理应当符合哪些要求？

① 申办者负责向研究者和临床试验机构提供试验用药品。② 在临床试验获得伦理委员会同意和药品监督管理部门许可或者备案之前，不得向研究者和临床试验机构提供试验用药品。③ 应当向研究者和临床试验机构提供试验用药品的书面说明。申办者制定试验用药品的供给和管理规程。④ 应当确保试验用药品及时送达研究者和临床试验机构；保存试验用药品的运输、接收、分发、回收和销毁记录；所有试验用药品的管理过程应当有书面记录，全过程计数准确。⑤ 应当采取措施确保试验期间试验用药品的稳定性。

146. 申办者如何明确试验记录的查阅权限？

① 应当在试验方案或者合同中明确研究者和临床试验机构允许监查员、稽查员、伦理委员会的审查者及药品监督管理部门的检查人员，能够直接查阅临床试验相关的源数据和源文件；② 申办者应当确认每位受试者均以书面形式同意监查员、稽查员、伦理委员会的审查者及药品监督管理部门的检查人员直接查阅其与临床试验有关的原始医学记录。

147. 申办者应当将临床试验中发现的可能影响受试者安全、可能影响临床试验实施、可能改变伦理委员会同意意见的问题及时通知谁？

及时通知研究者和临床试验机构、药品监督管理部门。

148. 申办者收到任何来源的安全性相关信息后应如何处理？

应当立即分析评估，包括严重性、与试验药物的相关性以及是否为预期事件等。

若为可疑且非预期严重不良反应，应当快速报告给所有参加临床试验的研究者及临床试验机构、伦理委员会、药品监督管理部门和卫生健康主管部门。

149. 申办者提供的药物研发期间安全性更新报告应当包括哪些内容？有关信息通报给哪些部门？

应当包括临床试验风险与获益的评估；有关信息应通报所有参加临床试验的研究者及临床试验机构、伦理委员会。

150. 何谓现场监查？何谓中心化监查？两者存在何种关系？

现场监查是在临床试验现场进行监查，通常应当在临床试验开始前、实施中和结束后进行。

中心化监查是及时地对正在实施的临床试验进行远程评估，以及汇总不同的临床试验机构采集的数据进行远程评估。

中心化监查的过程有助于提高临床试验的监查效果，是对现场监查的补充。

151. 临床试验监查的目的与要求？

目的：为了保证临床试验中受试者的权益，保证试验记录与报告的数据准确、完整，保证试验遵守已同意的方案、本规范和相关法规。

要求：① 委派的监查员应当受过相应的培训，具备医学、药学等临床试验监查所需的知识，能够有效履行监查职责；② 应当建立系统的、有优先顺序的、基于风险评估的方法，对临床试验实施监查；③ 制定监查计划及监查标准操作规程；④ 应当实施临床试验监查；⑤ 现场监查和中心化监查应当基于临床试验的风险结合进行。

152. 临床试验的稽查应当符合哪些要求？

① 申办者为评估临床试验的实施和对法律法规的依从性，可以在常规监查之外开展稽查；② 选定独立于临床试验的人员担任稽查员；③ 应当制定临床试验和试验质量管理体系的稽查规程；④ 制定稽查计划和规程；⑤ 药品监督管理部门根据工作需要，可以要求申办者提供稽查报告；必要时申办者应当提供稽查证明。

153. 申办者如何保证临床试验的依从性？

① 发现研究者、临床试验机构、申办者的人员在临床试验中不遵守试验方案、标准操作规程、本规范、相关法律法规时，应当立即采取措施予以纠正，保证临床试验的良好依从性；② 发现重要的依从性问题时，可能对受试者安全和权益，或者对临床试验数据可靠性产生重大影响的，应当及时进行根本原因分析，采取适当的纠正和预防措施；③ 发现研究者、临床试验机构有严重或者经劝阻不改的不依从问题时，应当终止该研究者、临床试验机构继续参加临床试验，并及时书面报告药品监督管理部门。同时，申办者和研究者应当采取相应的紧急安全性措施，以保护受试者的安全和权益。

154. 申办者提前终止或者暂停临床试验前，须通知谁？

应立即告知研究者和临床试验机构、药品监督管理部门，并说明理由。

155. 申办者开展多中心试验应当符合哪些要求？

① 应当确保参加临床试验的各中心均能遵守试验方案。② 应当向各中心提供相同的试验方案。各中心按照方案遵守相同的临床和实验室数据的统一评价标准和病例报告表的填写指导说明。③ 各中心应当使用相同的病例报告表，以记录在临床试验中获得的试验数据。④ 在临床试验开始前，应当有书面文件明确参加临床试验的各中心研究者的职责。⑤ 申办者应当确保各中心研究者之间的沟通。

156. 为什么要进行多中心试验?

① 有较多受试者参与,避免单一研究机构可能存在的局限性,可信度较大;② 有较多研究者参与,提高临床试验设计、执行和解释结果的水平;③ 在较短时间内收集较多受试者,确保在规定时限内完成临床试验。

157. 多中心试验方案需修订时,应如何处理?

在研究过程中对试验方案、知情同意书、招募材料等任何修改,应向伦理委员会提交修正案申请,经批准后执行。

158. 多中心试验各中心数据能否单独进行分析?

否。各中心试验数据应集中管理与分析,并建立数据传递、管理、核查与查询程序。

第六章 试验方案

159. 临床试验方案由谁制定？

临床试验方案由申办者和研究者共同讨论确定，签字并注明日期，报伦理委员会审批后实施。

160. 临床试验方案共有多少条？其主要内容是什么？

临床试验方案共有 15 条。

主要内容包括：① 基本信息；② 研究背景资料；③ 试验目的；④ 试验设计；⑤ 临床和实验室检查项目；⑥ 受试者的选择和退出；⑦ 受试者的治疗；⑧ 访视和随访计划；⑨ 有效性评价；⑩ 安全性评价；⑪ 统计内容；⑫ 质量控制和质量保证；⑬ 伦理学问题；⑭ 数据的采集与管理流程、系统，数据管理的步骤、任务、质量保障措施；⑮ 直接查阅源文件、数据处理、记录保存、财务和保险。

161. 试验方案中基本信息一般包含哪些内容？

① 试验方案标题、编号、版本号和日期；② 申办者的名称和地址；③ 申办者授权签署、修改试验方案的人员姓名、职务和单位；④ 申办者的医学专家姓名、职务、所在单位地址和电话；⑤ 研究者姓名、职称、职务，临床试验机构的地址和电话；⑥ 参与临床试验的单位及相关部门名称、地址。

162. 试验方案的研究背景资料通常包含哪些内容？

① 试验用药品名称与介绍；② 试验药物在非临床研究和临床研究中与临床试验相关、具有潜在临床意义的发现；③ 对受试人群的已知和潜在的风险和获益；④ 试验用药品的给药途径、给药剂量、给药方法及治疗时程的描述，并说明理由；⑤ 强

调临床试验需要按照试验方案、本规范及相关法律法规实施；⑥ 临床试验的目标人群；⑦ 临床试验相关的研究背景资料、参考文献和数据来源。

163. 试验设计通常包括哪些内容？

① 明确临床试验的主要终点和次要终点。② 对照组选择的理由和试验设计的描述（如双盲、安慰剂对照、平行组设计），并对研究设计、流程和不同阶段以流程图形式表示。③ 减少或者控制偏倚所采取的措施，包括随机化和盲法的方法和过程。采用单盲或者开放性试验需要说明理由和控制偏倚的措施。④ 治疗方法、试验用药品的剂量、给药方案；试验用药品的剂型、包装、标签。⑤ 受试者参与临床试验的预期时长和具体安排，包括随访等。⑥ 受试者、部分临床试验及全部临床试验的"暂停试验标准""终止试验标准"。⑦ 试验用药品管理流程。⑧ 盲底保存和揭盲的程序。⑨ 明确何种试验数据可作为源数据直接记录在病例报告表中。

164. 临床试验方案设计中的给药剂量、给药方法与疗程应以什么研究作为理论基础？

应以药代动力学研究作为理论基础。

165. 临床试验设计的基本原则有哪些？

临床试验设计必须遵循对照、随机和重复的原则，这些原则是减少临床试验中出现偏倚的基本保障。

166. 简述试验方案中设立对照的原则。

试验方案应遵循公认有效（国家标准、以往的研究资料）和同类可比（药物的组成或成分、药理作用、给药途径）的原则。

167. 临床试验中设立对照组的意义有哪些？

对照组是指与试验组处于同样条件的一组受试者。对照组和试验组的唯一区别是试验组接受试验药治疗，对照组接受对照药治疗，而两组的其他条件一致。设立对照组的意义在于使试验组和对照组内的非处理因素基本一致，使处理因素的效应得以显示。

168. 何谓随机？随机的目的是什么？

随机是指参加试验的每一个受试者都有相同的机会进入试验组或对照组。

随机的目的是为了避免组间的系统差异，使得各种已知或未知的影响因素在两组中分布相同，有利于两组间具有均衡可比性。

169. 随机的分类有哪些？

随机分类包括：简单随机、区组随机、分层随机。

170. 为什么在 II 期临床试验的设计中采用随机、双盲设计？

II 期临床试验的目的主要是对新药有效性和安全性进行初步评价，同时为 III 期临床试验研究设计和给药剂量方案的确定提供依据。一般采用严格的随机、双盲对照试验，与标准疗法进行比较（也可使用安慰剂），试验组和对照组的例数都不得低于100 例。试验结束后，对数据进行统计分析，由有关人员对药物的安全性、有效性、使用剂量等作出初步评价和结论。

171. 何谓盲法？常用的盲法有哪些？何谓单盲、双盲？

盲法是为了控制临床试验过程中产生偏倚的措施之一。

常用的盲法主要分为单盲和双盲。

单盲一般指受试者不知道；双盲一般指受试者、研究者、监查员以及数据分析人员均不知道治疗分配。

172. 何谓设盲？设盲的目的？怎样设盲？

设盲是临床试验中使一方或多方不知道受试者治疗分配的程序。

设盲的目的：是为了避免受试者和研究者评价治疗结果时的主观因素、偏倚和安慰剂效应，以便获得可靠的试验数据。

设盲的方法：是将试验药和对照药均以密码或代号表示，全部试验过程中对受试者和（或）研究者保持未知，并由专人保存密码的内容，直到全部试验结束才可公开。除非受试者发生危急情况或安全需要时，才可紧急破盲。

173. Ⅰ～Ⅳ期药物临床试验中哪些需设盲？哪些不设盲？

一般情况下，Ⅱ期和Ⅲ期临床试验需设盲，Ⅰ期和Ⅳ期临床试验不设盲，为开放性试验。

174. 什么是盲底？盲底如何保存？

盲底是在临床试验中采用随机化方法确定每个受试者接受试验组或对照组的随机安排，即受试者的详细分组情况。

盲底一般采用电子文件或书面文件形式予以保存，分别由申办者、主要研究者及统计单位保存。双盲试验中每个盲底中有三个信封：① 药物编号盲底，供药物编码用；② 第一次揭盲盲底；③ 第二次揭盲盲底。

175. 何谓揭盲？

在盲法试验结束后，需要进行试验药和对照药的疗效及安全性比较，这时候就需要知道受试者具体使用的是哪个组别的药物，这个过程叫做揭盲。

176. 何时揭盲？何谓一次揭盲、二次揭盲？

在全部临床试验完成，资料收集齐全并全部上交至组长单位统计部门后进行揭盲。

一次揭盲是指在盲态审核后，对数据进行锁定，不可再做修改，进行第一次揭盲，此次揭盲只列出每个受试者所属的处理组别（如 A 组或 B 组）而并不标明哪一个为试验组或对照组，交由生物统计学专业人员输入计算机，与数据文件进行连接后，进行统计分析。

二次揭盲是指在统计分析完成和临床试验总结报告完成后，在总结会上进行第二次揭盲，以明确各组所接受的治疗药物是试验药还是对照药。

177. 临床试验方案常用设计包括哪些？

① 平行组设计；② 交叉设计；③ 析因设计；④ 成组序贯设计；⑤ 动态设计。

178. 何谓阳性对照？

阳性对照是指在临床试验中采用已上市并具有确切疗效的

药物作为试验药物的对照,是最常用的一种对照设计。

179. 在符合伦理学原则的情况下,设置对照时最好优先选择安慰剂对照的说法对吗? 为什么?

对的。因为临床试验的主要研究目标是评价研究性干预措施的有效性和安全性,使用安慰剂对照通常比阳性对照更能产生科学可靠的结果。

180. 简述提供安慰剂的要求?

在双盲临床试验中,应保证所提供的安慰剂与所模拟的药物在剂型、外观、气味等方面完全一致,并且不含有任何有效成分。

181. 安慰剂是否需要药检报告?

安慰剂需要提供检验报告,其形式和格式与阳性样品的药检报告的要求一致。

182. 空白对照和安慰剂对照有什么区别?

空白对照是临床试验中的对照组不给予任何对照药物。空白对照一般适用于以下特殊情况:① 试验组采用放射治疗等非常特殊的处理,安慰剂盲法试验无法执行或执行起来极为困难;② 试验药的不良反应非常特殊,无法使研究者处于盲态,使用安慰剂对照没有实际意义。

安慰剂对照又称"假药对照",安慰剂在外形、颜色、大小上均与试验药相近,但不含任何有效成分的制剂。使用安慰剂主要解决使用新药时疾病自愈和安慰剂效应问题,排除试验药以外的因素干扰,常与盲法结合使用。

183. 在何种条件下,对照药可以使用安慰剂?

① 目前国内无同类可比、公认有效的阳性对照药;② 安慰剂的使用不会造成不可逆伤害;③ 使用安慰剂时采用叠加设计或缩小安慰剂组样本量、严格排除高风险受试者等风险最小化措施;④ 使用安慰剂时密切随访观察受试者,及时终止研究。

184. 临床试验设计中假设检验的类型有哪些? 常用类型有哪些?

临床试验设计中假设检验的类型有优效性检验、等效性检验和非劣效性检验。① 优效性(superiority)检验的目的是通过安慰剂对照试验证明试验药优于安慰剂或通过阳性对照试验证明试验药优于阳性对照药；② 等效性(equivalence)检验的目的是为了确认试验药与阳性对照药在疗效上相当；③ 非劣效性(non-inferirity)检验的目的是证明试验药的治疗效果在临床上不劣于阳性对照药。常用优效性和等效性检验。

185. 如何确定样本量？

样本量首先应当符合统计学原则(即根据检验方法和 α、β 的取值来计算)，并满足各期临床试验的病例最低样本量要求。总样本量＝计算样本量＋20％脱落率。

186. 何谓偏倚？控制偏倚的方法是什么？

偏倚是指在临床试验的设计、实施和分析评价中由于某些非试验因素影响所致的系统误差。

随机化和盲法是控制偏倚的重要措施。

187. 对于双盲试验终止和失效是如何规定的？

一般情况下，如果在临床试验进行过程中，全部盲底一旦泄密，或者应急信件拆阅率超过 20％时，意味着双盲试验失效，需要重新安排另一个新的临床试验。

188. 受试者的选择和退出通常包括哪些内容？

① 受试者的入选标准；② 受试者的排除标准；③ 受试者退出临床试验的标准和程序。

189. 何谓入选标准、排除标准？

入选标准是指进入临床试验的受试者必须完全满足的条件，一般包括受试者的年龄范围、性别、特别检查或实验室的结果、诊断、允许的前期治疗、对器官功能的要求以及自愿参与并签署知情同意书等。

排除标准是指候选人不应被纳入临床试验的判断条件。候选人即使已完全满足入选标准，只要符合排除标准中的任何一条就不能进入试验。受试者不应同时参加一个以上的临床试验。

190. 剔除标准包括哪些内容？

① 误纳入、误诊；② 已入组未用一次药；③ 无任何检查记录可供评价；④ 服用该临床试验的违禁药物，无法评价药物疗效；⑤ 服药依从性差。

191. 何谓脱落？脱落的原因是什么？

脱落是指所有填写了知情同意书并筛选合格进入临床试验的受试者，无论何时何种原因退出，只要没有完成试验所规定的周期均为脱落。

脱落的原因一般有七种：失访、缺乏疗效、违背方案、不良事件、被申办者中止、自动退出、其他。

192. 如何处理脱落病例？

当受试者脱落后，研究者应尽可能与受试者联系，完成所能完成的评估项目，并记录。对因不良事件而脱落，经随访最后判断与试验药物有关者，必须记录并通知申办者。

193. 中止研究的标准是什么？

① 受试者出现不能继续治疗的不良事件或严重不良事件；② 不愿继续治疗的受试者；③ 未能遵守试验方案；④ 在试验期间使用该试验规定的禁用药；⑤ 受试者妊娠等。

194. 什么情况下终止临床试验？

（1）申办者提出终止：① 当研究者不遵从已批准的方案或有关法规进行临床试验时，申办者应指出以求纠正，如情况严重或坚持不改，则应终止研究者参加临床试验并向药品监督管理部门报告；② 试验药物安全性得到质疑；③ 能够预见试验是失败的，即发现试验药物是无效的；④ 由于经费、行政变更等因素需终止试验的；⑤ 双盲试验的全部盲底泄密，或者应急信件拆阅率超过 20%。

（2）伦理委员会提出终止：当发生较多与试验相关的严重不良事件，出于受试者安全性的考虑，需终止试验的。

（3）NMPA 提出终止：① 伦理委员会未履行职责；② 不能有效保证受试者安全；③ 未按照规定时限报告严重不良事件；

④ 有证据证明临床试验用药物无效;⑤ 临床试验用药物出现质量问题;⑥ 临床试验中弄虚作假;⑦ 其他违反 GCP 的情况。

195. 受试者的治疗通常包括哪些内容?

① 受试者在临床试验各组应用的所有试验用药品名称、给药剂量、给药方案、给药途径和治疗时间以及随访期限;② 临床试验前和临床试验中允许的合并用药(包括急救治疗用药)或者治疗,和禁止使用的药物或者治疗;③ 评价受试者依从性的方法。

196. 方案中的有效性评价通常包括哪些内容?

① 有效性指标;② 有效性指标的评价、记录、分析方法和时间点。

197. 临床试验的有效性评价中什么是痊愈、显效、进步、无效? 有效率如何计算?

痊愈是指症状、体征、实验室检查与专业特异指标均转为正常;显效是指以上四个方面之一未恢复正常;进步是指以上有两个方面未恢复正常;无效是指治疗 3 天后无变化或恶化。

有效率＝痊愈＋显效。

198. 方案中的安全性评价通常包括哪些内容?

① 安全性指标;② 安全性指标的评价、记录、分析方法和时间点;③ 不良事件和伴随疾病的记录和报告程序;④ 不良事件的随访方式与期限。

199. 方案中统计方面通常包括哪些内容?

① 受试者样本量;② 显著性水平;③ 主要评价指标的统计假设;④ 缺失数据、未用数据和不合逻辑数据的处理方法;⑤ 偏离原定统计分析计划的修改程序;⑥ 用于统计分析的受试者数据集。

200. 什么是 ITT、PPS、FAS?

ITT 是 Intention-To-Treat 的缩写,即意向性。指所有经随机化分组、分配了随机号的全部病例,也称为愿意治疗人群。意向性分析时将其中未能观察到全部治疗过程的病例资料,用最后一次观察数据接转到试验最终结果,对疗效和不良事件发生率进行意向性分析。ITT 的误差较大。

PPS 是 Per-Protocol Set 的缩写,即符合方案集。指所有符合试验方案、依从性好(如接受治疗,主要指标可以测定等)、试验期间未服禁止用药、完成 CRF 规定填写内容的病例,对其疗效进行统计分析。

在确证性试验中,对药物的有效性评价时,宜同时用 ITT 和 PPS 进行统计分析。当以上两种数据集的分析结论一致时,可以增强试验结果的可信性。当不一致时,应对其差异进行讨论和解释。

FAS 是 Full Analysis Set 的缩写,即全分析集,指尽可能接近符合 ITT 原则的理想的受试者人群。它应包括几乎所有随机化后的受试者。只有在导入期中被排除而未入组或者入组后没有任何的随访数据才能从 FAS 人群中剔除。即只要服用了一次药,做了一次有效性检测的受试者都应纳入 FAS。

201. 什么是 SS 集?如何制定安全性评价数据集?

SS 集(Safety Set),即安全性评价数据集。

对安全性评价的数据集选择应在方案中明确定义,通常安全性数据集应包括所有随机化后至少接受一次治疗的受试者。即只要服用了一次药,做了一次安全性评价的受试者都应纳入。

202. 临床试验是有效假设还是无效假设?

临床试验是无效假设。

203. 临床试验开始前,研究者和申办者应就哪些问题达成书面协议?

研究者和申办者应就试验方案、试验的监查、稽查与标准操作规程、试验中的职责分工以及试验的费用等达成书面协议。

204. 临床试验开始前由谁对参加该试验的研究者进行方案培训?

监查员。

205. 申办者在获得哪些批件后方可按方案组织临床试验?

① NMPA 药物临床试验批件/通知书或临床试验受理通

知载明日期满 60 日（默认许可制）；② 伦理委员会审查批件；③ 人类遗传资源办公室批件（如适用）。

206. Ⅰ、Ⅱ、Ⅲ、Ⅳ期临床试验的定义、目的、最低病例数及入选年龄界限要求分别是什么？

Ⅰ期临床试验是初步的临床药理学及人体安全性评价试验。其目的是观察人体对于新药的耐受程度和药代动力学，为制定给药方案提供依据。Ⅰ期临床试验病例数 20～30 例。药代动力学研究与耐受性试验 18～45 岁，生物等效性试验 18 周岁以上。

Ⅱ期临床试验是治疗作用初步评价阶段。其目的是初步评价药物对目标适应证患者的治疗作用和安全性，同时为Ⅲ期临床试验研究设计和给药剂量方案的确定提供依据。此阶段的研究设计可以根据具体的研究目的，采用多种形式，包括随机盲法对照临床试验。Ⅱ期临床试验病例数（试验组）为 100 例，要求试验组和对照组例数相等。

Ⅲ期临床试验是治疗作用确证阶段。其目的是进一步验证药物对目标适应证患者的治疗作用和安全性，评价利益与风险关系，最终为药物注册申请的审查提供充分的依据。试验一般为具有足够样本量的随机盲法对照试验。Ⅲ期临床试验病例数（试验组）300 例，对照组病例数应小于或等于试验组，多为 1∶1 或 1∶2。

Ⅳ期临床试验是新药上市后应用研究阶段。其目的是考察在广泛使用条件下药物的疗效和不良反应，评价在普通或者特殊人群中使用的利益及改进给药剂量等。Ⅳ期临床试验病例数为 2 000 例。

其中，Ⅱ期、Ⅲ期、Ⅳ期临床试验入选年龄为 18～65 岁。

207. Ⅱ、Ⅲ期临床试验给药间隔的依据是什么？

根据药物半衰期确定。

208. NMPA 临床试验批件/通知书的有效期是多少年？

临床试验被 NMPA 批准后应当在三年内实施。逾期未实施的,原批准证明文件自行废止,仍需进行临床试验的,应当重新申请。

209. 简述临床试验准备阶段的流程。

方案讨论会──→主要研究者向机构办提出立项申请──→主要研究者向伦理办提出审查申请──→伦理审查、批准──→签署合同──→文件资料、药物、物资交接──→方案启动培训。

210. 阐述受试者的筛选过程。

① 发布招募广告,告知试验的有关情况。② 签署知情同意书。③ 通过询问病史、体格检查和必要的理化检查,筛选合格的受试者。④ 符合试验方案规定的纳入标准、不符合排除标准者,随机入组。不符合试验方案规定的纳入标准、符合排除标准者,不纳入试验,同时给予就医指导。

第七章 研究者手册

211. 何谓研究者手册？申办者提供研究者手册的目的是什么？

研究者手册是指关于试验药物的药学、非临床和临床资料的汇编，其内容包括试验药物的化学、药学、毒理学、药理学和临床的资料和数据。

提供研究者手册的目的是帮助研究者和参与试验的其他人员更好地理解和遵守试验方案，帮助研究者理解试验方案中诸多关键的基本要素。

212. 研究者手册应包括哪些内容？

研究者手册应包括：保密性说明、签字页、目录、摘要、前言、试验药物的物理学、化学、药学特性和结构式、非临床研究（非临床药理学、动物体内药代动力学、毒理学）、人体内作用（人体内的药代动力学、安全性和有效性、上市使用情况）、数据概要和研究者指南、注意事项、参考资料（已发表文献、报告，在每一章节末列出）。

第八章　必备文件管理

213. 何谓临床试验必备文件？

临床试验必备文件是指评估临床试验实施和数据质量的文件，用于证明研究者、申办者和监查员在临床试验过程中遵守了本规范和相关药物临床试验的法律法规要求。

214. 保存必备文件的场所和条件需满足哪些要求？

申办者、研究者和临床试验机构应当确认均有保存临床试验必备文件的场所和条件。

条件：① 保存文件的设备条件应当具备防止光线直接照射、防水、防火、防虫等条件，有利于文件的长期保存；② 应当制定文件管理的标准操作规程；③ 被保存的文件需要易于识别、查找、调阅和归位；④ 用于保存临床试验资料的介质应当确保源数据或者其核证副本在留存期内保存完整和可读取，并定期测试或者检查恢复读取的能力，免于被故意或者无意地更改或者丢失。

215. 临床试验过程中病例报告表的数据研究者是否可以查阅、录入和修改？

可以。申办者应当确保研究者始终可以查阅和在试验过程中可以录入、更正报告给申办者的病例报告表中的数据，该数据不应该只由申办者控制。

216. 病例报告表数据研究者需要保存吗？

需要保存。申办者应当确保研究者能保留已递交给申办者的病例报告表数据。

217. 用作源文件的复印件应满足哪些要求？

应当满足核证副本的要求。

218. 文件保存的期限有哪些规定？

用于申请药品注册的临床试验，必备文件应当至少保存至试验药物被批准上市后 5 年；未用于申请药品注册的临床试验，必备文件应当至少保存至临床试验终止后 5 年。

219. 试验结束后，临床试验资料如何归档？

试验结束后，研究者应将所有试验资料整理齐全，并分门别类地存放于活页夹或资料盒中，经主要研究者核查后送机构办公室验收、签字，后保存于药物临床试验资料室中。

220. 临床试验必备文件管理目录以外的文件，申办者、研究者及临床试验机构是否需要保存？

临床试验实施中产生的一些文件，如果未列在临床试验必备文件管理目录中，申办者、研究者及临床试验机构也可以根据必要性和关联性将其列入各自的必备文件档案中保存。

第二部分

备案现场检查模拟考核题

第九章　基础题(应知应会题)

1. 何谓 GCP?

药物临床试验质量管理规范(Good Clinical Practice,GCP)是药物临床试验全过程的质量标准,包括方案设计、组织实施、监查、稽查、记录、分析、总结和报告。

2. GCP 的核心(宗旨、目的)是什么?

保证药物临床试验过程规范,数据和结果科学、真实、可靠,保护受试者的权益和安全。

3. 我国以往的 GCP 是什么时候施行?

1999 年 9 月 1 日施行第一版;2003 年 9 月 1 日施行第二版。

4. 现行版 GCP 是何时颁布? 何时施行?

国家药品监督管理局(NMPA)根据《中华人民共和国药品管理法》《中华人民共和国疫苗管理法》《中华人民共和国药品管理法实施条例》,制定本规范。药物临床试验的相关活动应当遵守本规范。本规范自 2020 年 7 月 1 日起施行。本规范适用于为申请药品注册而进行的药物临床试验。

5. 现行 GCP 有多少章,多少条? 每一章的内容是什么?

2020 版 GCP 包括 9 章,83 条。每一章的内容是:① 第一章总则;② 第二章术语及其定义;③ 第三章伦理委员会;④ 第四章研究者;⑤ 第五章申办者;⑥ 第六章试验方案;⑦ 第七章研究者手册;⑧ 第八章必备文件管理;⑨ 第九章附则。

6. 和药物临床试验有关的现行主要国家法规文件有哪些?

① 中华人民共和国国务院:中华人民共和国药品管理法

（2019 国家主席令第 31 号），2019；② 国家市场监督管理总局：药品注册管理办法（国家市场监督管理总局令第 27 号），2020；③ 国家卫生健康委员会、国家药品监督管理局：药物临床试验质量管理规范，2020；④ 国家卫生健康委员会：涉及人的生物医学研究伦理审查办法，2016；⑤ 国家卫生健康委员会、国家药品监督管理局：药物临床试验机构管理规定（2019 年第 101 号），2019。

7. 名词解释

临床试验：指以人体（患者或健康受试者）为对象的试验，意在发现或验证某种试验药物的临床医学、药理学以及其他药效学作用、不良反应，或者试验药物的吸收、分布、代谢和排泄，以确定药物的疗效与安全性的系统性试验。

多中心试验：是由多位研究者按同一试验方案在不同地点和单位同时进行的临床试验。

国际多中心试验：指由不同国家和地区的多个医疗中心参加的临床试验。

开放性试验：指一种不设盲的试验，所有人包括受试者、研究者和监查员都知道试验的随机分组方案。

单臂试验：是无对照组的开放性临床试验。

试验现场：指实施临床试验相关活动的场所。

伦理委员会：指由医学、药学及其他背景人员组成的委员会，其职责是通过独立地审查、同意、跟踪审查试验方案及相关文件、获得和记录受试者知情同意所用的方法和材料等，确保受试者的权益、安全受到保护。

研究者：指实施临床试验并对临床试验质量及受试者权益和安全负责的试验现场的负责人。

申办者：指负责临床试验的发起、管理和提供临床试验经费的个人、组织或者机构。

合同研究组织：指通过签订合同授权，执行申办者或者研究者在临床试验中的某些职责和任务的单位。

监查员：由申办者任命并对申办者负责的具备临床试验相关知识的人员，主要负责组织相关项目的临床监查，并负责制定相关项目的临床监查实施计划。监查员应具有临床医学、卫生统计学、药学等专业方面的知识，具有 GCP 证书，具有丰富的临床试验工作经验，具备较强的对外沟通协调能力和语言表达能力。

临床研究协调员：是研究者、申办者与受试者之间的纽带，其工作职责是在研究者指导下，进行非医学性判断的事务性工作，可为研究者预约及接待受试者、填写病例报告表、收集和保存文件。

受试者：指参加一项临床试验，并作为试验用药品的接受者，包括患者、健康受试者。

弱势受试者：指维护自身意愿和权利的能力不足或者丧失的受试者，其自愿参加临床试验的意愿，有可能被试验的预期获益或者拒绝参加可能被报复而受到不正当影响。包括：研究者的学生和下级、申办者的员工、军人、犯人、无药可救疾病的患者、处于危急状况的患者，入住福利院的人、流浪者、未成年人和无能力知情同意的人等。

试验方案：指说明临床试验目的、设计、方法学、统计学考虑和组织实施的文件。试验方案通常还应当包括临床试验的背景和理论基础，该内容也可以在其他参考文件中给出。试验方案包括方案及其修订版。

研究者手册：指与开展临床试验相关的试验用药品的临床和非临床研究资料汇编。

病例报告表：指按照试验方案要求设计，向申办者报告的记录受试者相关信息的纸质或者电子文件。

标准操作规程：指为保证某项特定操作的一致性而制定的详细的书面要求。

受试者鉴认代码：指临床试验中分配给受试者以辨识其身份的唯一代码。研究者在报告受试者出现的不良事件和其他与试验有关的数据时,用该代码代替受试者姓名以保护其隐私。

临床试验的依从性:指临床试验参与各方遵守与临床试验有关要求、规范和相关法律法规。

受试者依从性:受试者依从性是指受试者是否按试验方案的要求用药,是否按要求接受随访。受试者服药依从性的计算方法为实际用药量÷应用药量×100％。良好依从性范围是大于80％,小于120％。

知情同意:指受试者被告知可影响其做出参加临床试验决定的各方面情况后,确认同意自愿参加临床试验的过程。该过程应当以书面的、签署姓名和日期的知情同意书作为文件证明。

公正见证人:指与临床试验无关,不受临床试验相关人员不公正影响的个人,在受试者或者其监护人无阅读能力时,作为公正的见证人,阅读知情同意书和其他书面资料,并见证知情同意。

试验用药品:用于临床试验的试验药物、对照药品。

对照药品:指临床试验中用于与试验药物参比对照的其他研究药物、已上市药品或者安慰剂。

双盲双模拟技术:在双盲试验中,当试验药与对照药剂型不相同时,为达到双盲试验的目的必须使用双模拟技术。例如,假设要比较一种剂型为片剂的药物和另一种剂型为胶囊的药物,为了使试验按双盲的方式进行,受试者每次服药时,必须要同时服一片药片和一粒胶囊。被分配用药片治疗的受试者(甲组)每次要服一片活性药片和一粒安慰剂胶囊。而分配用胶囊治疗的受试者(乙组)则每次要服一片安慰剂药片和一粒活性胶囊。利用该技术可以使受试者和研究者均不知道每个受试者得到的是何种治疗。该技术常用于对照临床试验中,称为双盲双模拟技术。

洗脱期(导入期、清洗期):临床试验中药物洗脱期包括导入期和清洗期。导入期是指开始使用试验药物治疗前,受试者停用研究中不允许使用的药物,或服用安慰剂的一段时间。清洗期是指在交叉设计试验中,第一阶段治疗与第二阶段治疗中间一段不服用试验药物,或者服用安慰剂的时期。导入期是为了清洗试验前可能服用的其他药物,清洗期是为了清洗前后两个试验阶段间机体内残留的药物。

药物不良反应:指临床试验中发生的任何与试验用药品可能有关的对人体有害或者非期望的反应。试验用药品与不良事件之间的因果关系至少有一个合理的可能性,即不能排除相关性。

不良事件:指受试者接受试验用药品后出现的所有不良医学事件,可以表现为症状体征、疾病或者实验室检查异常,但不一定与试验用药品有因果关系。

严重不良事件:指受试者接受试验用药品后出现死亡、危及生命、永久或者严重的残疾或者功能丧失、受试者需要住院治疗或者延长住院时间,以及先天性异常或者出生缺陷等不良医学事件。

可疑且非预期严重不良反应:指临床表现的性质和严重程度超出了试验药物研究者手册、已上市药品的说明书或者产品特性摘要等已有资料信息的可疑并且非预期的严重不良反应。

重要不良事件:是指除严重不良事件外,任何导致采用针对性医疗措施(如停药、降低剂量和加用其他重要治疗)的不良事件和血液学或其他实验室检查明显异常。

监查:指监督临床试验的进展,并保证临床试验按照试验方案、标准操作规程和相关法律法规要求实施、记录和报告的行动。

稽查:指对临床试验相关活动和文件进行系统的、独立的检查,以评估确定临床试验相关活动的实施、试验数据的记录、分析和报告是否符合试验方案、标准操作规程和相关法律法规的要求。

检查:指药品监督管理部门对临床试验的有关文件、设施、记录和其他方面进行审核检查的行为,检查可以在试验现场、申办者或者合同研究组织所在地,以及药品监督管理部门认为必要的其他场所进行。

直接查阅:指对评估药物临床试验重要的记录和报告直接进行检查、分析、核实或者复制等。直接查阅的任何一方应当按照相关法律法规,采取合理的措施保护受试者隐私以及避免泄露申办者的权属信息和其他需要保密的信息。

源文件:指临床试验中产生的原始记录、文件和数据,如医院病历、医学图像、实验室记录、备忘录、受试者日记或者评估表、发药记录、仪器自动记录的数据、缩微胶片、照相底片、磁介质、X光片、受试者文件,药房、实验室和医技部门保存的临床试验相关的文件和记录,包括核证副本等。源文件包括了源数据,可以以纸质或者电子等形式的载体存在。

源数据:指临床试验中的原始记录或者核证副本上记载的所有信息,包括临床发现、观测结果,以及用于重建和评价临床试验所需要的其他相关活动记录。

必备文件:指能够单独或者汇集后用于评价临床试验的实施过程和试验数据质量的文件。

核证副本:指经过审核验证,确认与原件的内容和结构等均相同的复制件,该复制件是经审核人签署姓名和日期,或者是由已验证过的系统直接生成,可以以纸质或者电子等形式的载体存在。

稽查轨迹:指能够追溯还原事件发生过程的记录。

电子数据采集:是以数据库管理系统为平台,为申办者采集电子数据而非书面格式的临床试验数据的一项技术,从而有效、准确地管理电子化数据。研究者通过预先装有特殊软件的电脑将临床试验中收集到的数据直接输入eCRF(电子病例报告表),待监查员完成原始数据核查(SDV)后,通知中央数据库锁定数据,中央数据库会将自动生成的数据质疑表(DQF)反馈给研究者和监查员或是对无疑问数据进行锁定。

互动式语音应答系统:是研究者通过按键话机拨打免费电

话,直接与申办者药品管理中心取得联系,完成患者录入、随机号获取、药物分配等操作的系统。

质量保证:指在临床试验中建立的有计划的系统性措施,以保证临床试验的实施和数据的生成、记录和报告均遵守试验方案和相关法律法规。

质量控制:指在临床试验质量保证系统中,为确证临床试验所有相关活动是否符合质量要求而实施的技术和活动。

8. 英文缩写名词

PI ——主要研究者

CRO ——合同研究组织

CRC ——临床研究协调员

CRA ——监查员

ICF ——知情同意书

AE ——不良事件

SAE ——严重不良事件

ADR ——不良反应

SUSAR ——可疑且非预期严重不良反应

SOP ——标准操作规程

QC ——质量控制

QA ——质量保证

CRF ——病例报告表

EDC ——电子数据采集

IVRS ——互动式语音应答系统

RCT ——随机对照试验

ADD ON ——加载试验

9. 受试者的权益包括哪些?

受试者的权益有:① 知情权;② 隐私权;③ 自愿参加和随时退出权;④ 及时治疗权;⑤ 补偿与赔偿权。

10. 保护受试者权益的重要措施有哪些?

保护受试者权益的措施有:伦理审查与知情同意。

第十章　分类题（各类人员应知应会）

一、研究者：掌握研究者职责的基础上准备下列题目。

11. 简述伦理委员会审查临床试验科学性、伦理合理性的目的。

保证受试者尊严、安全和权益，促进临床试验科学、健康地发展，增强公众对临床试验的信任和支持。

12. 简述《赫尔辛基宣言》人体医学研究伦理准则核心。

公正、尊重人格、力求使受试者最大程度受益和尽可能避免伤害。

13. 简述受试者试验风险的等级。

受试者试验风险等级分为最小风险、低风险、中等风险、高风险四个等级。

① 最小风险：是指试验预期伤害或不适的可能性和程度不大于日常生活或者进行常规体格检查和心理测试时所遇到的风险。

② 低风险：是指稍大于最小风险，发生可逆性的轻度不良事件增加（活动引起的肌肉/关节疼痛或扭伤）。

③ 中等风险：是指大于低风险，但概率不是非常高，发生可逆的中度不良事件增加（低血糖反应、支气管痉挛或感染），但有充分的监督和保护控制和降低风险；严重伤害可能性非常小。

④ 高风险：是指大于中等风险，发生严重而持续的与试验相关不良事件增加，不良事件性质或可能性大小不确定。

14. 伦理委员会的审查要点有哪些？

伦理委员会对临床试验的科学性和伦理性进行审查，包括：

① 试验方案设计与实施;② 试验风险与受益;③ 受试者招募;④ 知情同意过程;⑤ 知情同意书告知信息;⑥ 受试者医疗和保护;⑦ 隐私和保密;⑧ 涉及弱势群体试验;⑨ 涉及特殊疾病人群、特定地区人群/族群试验。

15. 伦理委员会的审查意见有几种?

伦理委员会的审查意见有四种:① 同意;② 必要的修改后同意;③ 不同意;④ 终止或暂停已同意的研究。审查意见应当说明要求修改的内容,或者否定的理由。

16. 伦理委员会是独立于机构,还是独立于审查的试验项目?

伦理委员会既独立于机构,也独立于审查的试验项目。

17. 伦理委员会跟踪审查的内容有哪些?

① 修正案审查;② 研究进展审查;③ 严重不良事件审查;④ 不依从/违背方案审查;⑤ 暂停/终止试验审查;⑥ 结题审查。

18. 研究者和临床试验机构应当具备的资格和要求有哪些?

① 具有在临床试验机构的执业资格;具备临床试验所需的专业知识、培训经历和能力;能够根据申办者、伦理委员会和药品监督管理部门的要求提供最新的工作履历和相关资格文件;② 熟悉申办者提供的试验方案、研究者手册、试验药物相关资料信息;③ 熟悉并遵守本规范和临床试验相关的法律法规;④ 保存一份由研究者签署的职责分工授权表。

19. 主要研究者和临床试验机构应当具有完成临床试验所需的必要条件包括哪些内容?

① 研究者在临床试验约定的期限内有按照试验方案入组足够数量受试者的能力;② 研究者在临床试验约定的期限内有足够的时间实施和完成临床试验;③ 研究者在临床试验期间有权支配参与临床试验的人员,具有使用临床试验所需医疗设施的权限,正确、安全地实施临床试验;④ 研究者在临床试验期间确保所有参加临床试验的人员充分了解试验方案及试验用药品,明确各自在试验中的分工和职责,确保临床试验数据的真

实、完整和准确；⑤ 研究者监管所有研究人员执行试验方案，并采取措施实施临床试验的质量管理；⑥ 临床试验机构应当设立相应的内部管理部门，承担临床试验的管理工作。

20. 主要研究者需具备哪些条件？其职责包括哪些？

资质要求：① 具有高级职称的执业医师，在本专业中具有较高造诣的专业负责人或学科带头人；② 具有较强的科研能力及丰富的临床试验经验，参加过 3 个以上药物临床试验；③ 具有一定的组织管理与协调能力，并具有较强的责任心；④ 熟悉临床试验方案，并能严格执行临床试验方案；⑤ 能够保证临床试验数据真实、准确、及时、完整；⑥ 能够保证有充足的时间与精力参与临床试验。

职责包括：① 负责临床试验方案、CRF、知情同意书等文件的起草或审核、修改；② 组织临床试验前试验方案培训；③ 监督、指导研究者按照试验方案进行临床试验；④ 负责做出与临床试验相关的医疗决定；⑤ 负责临床试验中出现不良事件的判断、报告以及组织抢救治疗；⑥ 负责协调与临床试验有关的科室和所需配备；⑦ 负责向伦理委员会汇报试验方案、知情同意书等相关内容；⑧ 保证试验数据的真实、准确、及时、完整；⑨ 对临床试验全过程负责，负责审核病例报告表及签名；⑩ 负责撰写临床试验中心小结和总结报告并签名。

21. 主要研究者在试验准备阶段的标准操作规程？

① 意向性联系时考虑是否有充足的研究时间及所要求的病例数；② 提交申办者的所有证明文件至机构办公室；③ 与申办者共同起草制定试验方案以及相关附属文件（知情同意书、招募广告和病例报告表等）；④ 参加研究者会，讨论试验方案、知情同意书等；⑤ 递交伦理委员会审查、批准；⑥ 与申办者正式签订合同；⑦ 对相关研究者进行方案培训；⑧ 受试者签署知情同意书后开始试验。

22. 主要研究者对项目的运行如何管理？

立项评估：① 意向性联系时和机构办公室共同评估项目，

根据是否有充足的研究时间、满足项目要求的病例数和条件、研究团队在研的项目数、申办者的资质和能力等因素评估是否立项;② 提交申办者的所有证明文件至机构办公室。

准备阶段:① 参与申办者起草制定试验方案以及相关附属文件(知情同意书、招募广告、研究病历和病例报告表等);② 参加研究者会,修正试验方案、知情同意书、研究者手册、研究病历、病例报告表;③ 递交伦理委员会审查、批准;④ 参与和申办者正式签订合同。

启动阶段:① 主持项目启动培训会,对研究团队人员进行方案培训并授权;② 接收试验相关的物资。

实施阶段:与受试者签署知情同意书,按照试验方案开展试验。进行质量管理,处理试验中出现的问题,上报伦理跟踪审查资料。出现可能显著影响临床试验的实施或者增加受试者风险的情况,研究者应当尽快向申办者、伦理委员会和临床试验机构书面报告。

总结阶段:参与试验的统计和总结工作,审核总结报告。

结束阶段:临床试验完成后,研究者应当向临床试验机构报告,向伦理委员会提供临床试验结果的摘要和结题审查资料,向申办者提供药品监督管理部门所需要的临床试验相关报告,检查资料归档工作等。

23. 主要研究者在临床试验时应签署哪些文件?

应签署的文件有:临床试验立项申请表、试验方案、临床试验伦理审查申请表、项目任务书、研究者声明、研究者履历表、研究者签到表、研究者授权表、实验室检查值正常值范围、病例报告表、分中心小结、总结报告、质量检查记录表、伦理跟踪审查申请与报告(修正案申请、研究进展报告、严重不良事件报告表、违背方案报告、暂停/终止研究报告、结题报告)。

24. 提交伦理委员会初始审查的文件有哪些?

① 试验方案和试验方案修订版;② 知情同意书及其更新件;③ 招募受试者的方式和信息;④ 提供给受试者的其他书面

资料;⑤ 研究者手册;⑥ 现有的安全性资料;⑦ 包含受试者补偿信息的文件;⑧ 研究者资格的证明文件;⑨ 伦理委员会履行其职责所需要的其他文件。

25. 临床试验过程中如何保护受试者?

① 制定《受试者损害应急预案》《受试者突发事件应急预案》;② 院内成立防范和处理受试者损害协调组与技术指导组;③ 各专业科室成立急救小组;④ 试验开始前制定与试验相关的应急预案;⑤ 启动会时详细培训方案、应急预案及 SOP 等;⑥ 熟悉转运 ICU 救治的流程。

26. 简述临床试验准备阶段的流程。

方案讨论会——→主要研究者向机构办提出立项申请——→机构办审查、同意立项——→主要研究者向伦理办提出审查申请——→伦理审查、批准——→签署合同——→文件资料、药物、物资交接——→方案启动培训。

27. 临床试验方案由谁制定?

临床试验方案由申办者和研究者共同讨论确定,签字和注明日期,报伦理委员会审批后实施。

28. 临床试验方案共有多少条? 如何撰写试验方案?

临床试验方案通常包括基本信息、研究背景资料、试验目的、试验设计、实施方式(方法、内容、步骤)等内容,共 15 条。

(1) 基本信息:① 试验方案标题、编号、版本号和日期;② 申办者的名称和地址;③ 申办者授权签署、修改试验方案的人员姓名、职务和单位;④ 申办者的医学专家姓名、职务、所在单位地址和电话;⑤ 研究者姓名、职称、职务,临床试验机构的地址和电话;⑥ 参与临床试验的单位及相关部门名称、地址。

(2) 研究背景资料:① 试验用药品名称与介绍;② 试验药物在非临床研究和临床研究中与临床试验相关、具有潜在临床意义的发现;③ 对受试人群的已知和潜在的风险和获益;④ 试验用药品的给药途径、给药剂量、给药方法及治疗时程的描述,并说明理由;⑤ 强调临床试验需要按照试验方案、本规范及相关法律法规实施；⑥ 临床试验的目标人群；⑦ 临床试验相关的研究背景资料、参考文献和数据来源。

（3）临床试验的目的。

（4）试验设计：① 明确临床试验的主要终点和次要终点；② 对照组选择的理由和试验设计的描述（如双盲、安慰剂对照、平行组设计），并对研究设计、流程和不同阶段以流程图形式表示；③ 减少或者控制偏倚所采取的措施，包括随机化和盲法的方法和过程。采用单盲或者开放性试验需要说明理由和控制偏倚的措施；④ 治疗方法、试验用药品的剂量、给药方案，试验用药品的剂型、包装、标签；⑤ 受试者参与临床试验的预期时长和具体安排，包括随访等；⑥ 受试者、部分临床试验及全部临床试验的"暂停试验标准""终止试验标准"；⑦ 试验用药品管理流程；⑧ 盲底保存和揭盲的程序；⑨ 明确何种试验数据可作为源数据直接记录在病例报告表中。

（5）临床和实验室检查的项目内容。

（6）受试者的选择和退出：① 受试者的入选标准；② 受试者的排除标准；③ 受试者退出临床试验的标准和程序。

（7）受试者的治疗：① 受试者在临床试验各组应用的所有试验用药品名称、给药剂量、给药方案、给药途径和治疗时间以及随访期限；② 临床试验前和临床试验中允许的合并用药（包括急救治疗用药）或者治疗，以及禁止使用的药物或者治疗；③ 评价受试者依从性的方法。

（8）访视和随访计划：包括临床试验期间、临床试验终点、不良事件评估及试验结束后的随访和医疗处理。

（9）有效性评价：① 详细描述临床试验的有效性指标；② 详细描述有效性指标的评价、记录、分析方法和时间点。

（10）安全性评价：① 详细描述临床试验的安全性指标；② 详细描述安全性指标的评价、记录、分析方法和时间点；③ 不良事件和伴随疾病的记录和报告程序；④ 不良事件的随访方式与期限。

（11）数据管理和统计方法。

（12）实施临床试验质量控制和质量保证。

（13）伦理学问题的考虑。

（14）数据的采集与管理流程。

（15）临床试验相关的直接查阅源文件、数据处理和记录保存、财务和保险。

29. 知情同意的原则是什么？如何遵守这个原则签署知情同意书？

知情同意原则：完全告知、充分理解、自主选择。

（1）完全告知：研究者或者指定研究人员应当充分告知受试者有关临床试验的所有相关事宜，包括书面信息和伦理委员会的同意意见。研究者应当使用经伦理委员会同意的最新版的知情同意书和其他提供给受试者的信息。临床试验过程中如有新的信息，受试者应当再次签署知情同意书。研究者获得可能影响受试者继续参加试验的新信息时，应当及时告知受试者或者其监护人，并作相应记录。

（2）充分理解：知情同意书等提供给受试者的口头和书面资料均应当采用通俗易懂的语言和表达方式，使受试者或者其监护人、见证人易于理解。签署知情同意书之前，研究者或者指定研究人员应当给予受试者或者其监护人充分的时间和机会了解临床试验的详细情况，并详尽回答受试者或者其监护人提出的与临床试验相关问题。

（3）自主选择：研究人员不得采用强迫、利诱等不正当的方式影响受试者参加或者继续临床试验。受试者或者其监护人，以及执行知情同意的研究者应当在知情同意书上分别签名并注明日期，如非受试者本人签署，应当注明关系。

30. 知情同意书应一式几份？

知情同意书应一式两份，一份由研究中心保存，另一份由受试者保存（如果为无碳复写，正本由研究中心保存，副本由受试者保存）。

31. 知情同意书分为哪两个部分？

知情同意书分为"知情"与"同意"两部分，前者为"知情告知"，后者为"同意签字"。

32. 知情同意书的内容包括哪些？

完全告知的内容包括：① 临床试验概况；② 试验目的；③ 试验治疗和随机分配至各组的可能性；④ 受试者需要遵守的试验步骤，包括创伤性医疗操作；⑤ 受试者的义务；⑥ 临床试验所涉及试验性的内容；⑦ 试验可能致受试者的风险或者不便，尤其是存在影响胚胎、胎儿或者哺乳婴儿的风险时；⑧ 试验预期的获益，以及不能获益的可能性；⑨ 其他可选的药物和治疗方法，及其重要的潜在获益和风险；⑩ 受试者发生与试验相关的损害时，可获得的补偿以及治疗；⑪ 受试者参加临床试验可能获得的补偿；⑫ 受试者参加临床试验预期的花费；⑬ 受试者参加试验是自愿的，可以拒绝参加或者有权在试验任何阶段随时退出试验而不会遭到歧视或者报复，其医疗待遇与权益不会受到影响；⑭ 在不违反保密原则和相关法规的情况下，监查员、稽查员、伦理委员会和药品监督管理部门检查人员可以查阅受试者的原始医学记录，以核实临床试验的过程和数据；⑮ 受试者相关身份鉴别记录的保密事宜，不公开使用，如果发布临床试验结果，受试者的身份信息仍保密；⑯ 有新的可能影响受试者继续参加试验的信息时，将及时告知受试者或者其监护人；⑰ 当存在有关试验信息和受试者权益的问题，以及发生试验相关损害时，受试者可联系的研究者和伦理委员会及其联系方式；⑱ 受试者可能被终止试验的情况以及理由；⑲ 受试者参加试验的预期持续时间；⑳ 参加该试验的预计受试者人数。

同意签字的内容：必须给受试者充分的时间以便考虑是否愿意参加试验，对无能力表达同意的受试者，应向其监护人提供上述介绍与说明。受试者或其监护人签字、日期、联系方式，研究者签字、日期、联系方式。

33. 如何签署知情同意书？

（1）知情同意书应由本人签署。经充分和详细介绍试验项目情况并回答受试者所有问题后，由受试者或其监护人在知情同意书上签字并注明日期及联系方式，执行知情同意过程的研究者也需在知情同意书上签署姓名、日期及联系方式。

（2）不能获得受试者本人签署的情况：

① 若受试者或者其监护人缺乏阅读能力，应当有一位公正的见证人见证整个知情同意过程。研究者应当向受试者或者其监护人、见证人详细说明知情同意书和其他文字资料的内容。如受试者或者其监护人口头同意参加试验，在有能力情况下应当尽量签署知情同意书，见证人还应当在知情同意书上签字并注明日期，以证明受试者或者其监护人就知情同意书和其他文字资料得到了研究者准确地解释，并理解了相关内容，同意参加临床试验。

② 如受试者为无民事行为能力的人，应当取得其监护人的书面知情同意；如受试者为限制民事行为能力的人，应当取得本人及其监护人的书面知情同意。当监护人代表受试者知情同意时，应当在受试者可理解的范围内告知受试者临床试验的相关信息，并尽量让受试者亲自签署知情同意书并注明日期。

③ 紧急情况下，参加临床试验前不能获得受试者知情同意时，其监护人可以代表受试者知情同意，若其监护人也不在场时，受试者的入选方式应当在试验方案以及其他文件中清楚表述，并获得伦理委员会的书面同意；同时应当尽快得到受试者或者其监护人可以继续参加临床试验的知情同意。

④ 符合下列条件的非治疗临床试验可由监护人代表受试者知情同意：临床试验只能在无知情同意能力的受试者中实施；受试者的预期风险低；受试者健康的负面影响已减至最低，且法律法规不禁止该类临床试验的实施；该类受试者的入选已经得到伦理委员会审查同意。该类临床试验原则上只能在患有试验药物适用的疾病或者状况的患者中实施。在临床试验中应当严

密观察受试者,若受试者出现过度痛苦或者不适的表现,应当让其退出试验,还应当给以必要的处置以保证受试者的安全。

（3）儿童知情同意书的签署:儿童作为受试者,应当征得其·监护人的知情同意并签署知情同意书。当儿童有能力做出同意参加临床试验的决定时,还应当征得其本人同意,如果儿童受试者本人不同意参加临床试验或者中途决定退出临床试验时,即使监护人已经同意参加或者愿意继续参加,也应当以儿童受试者本人的决定为准,除非在严重或者危及生命疾病的治疗性临床试验中,研究者、其监护人认为儿童受试者若不参加研究其生命会受到危害,这时其监护人的同意即可使患者继续参与研究。在临床试验过程中,儿童受试者达到了签署知情同意的条件,则需要由本人签署知情同意之后方可继续实施。

34. 何谓无民事行为能力者？ 何谓限制民事行为能力者？上述二者能否作为受试者？

无民事行为能力者是指不满 8 周岁的未成年人和不能辨认自己行为的精神病人。

限制民事行为能力的人是指 8 周岁以上的未成年人或不能完全辨认自己行为的成年人。

上述二者均可作为受试者。

35. 何时签署知情同意书？

应在伦理委员会审批之后,筛选受试者之前,签署知情同意书。

36. 研究者与伦理委员会的沟通包括哪些内容？

① 临床试验实施前,研究者应当获得伦理委员会的书面同意;未获得伦理委员会书面同意前,不能筛选受试者;② 临床试验过程中,研究者应当向伦理委员会提供伦理审查需要的所有文件。

37. 阐述受试者的筛选过程。

① 发布招募广告,告知试验的有关情况;② 签署知情同意书;③ 通过询问病史、体格检查和必要的理化检查,筛选合格的

受试者;④ 符合试验方案规定的纳入标准、不符合排除标准者,随机入组;不符合试验方案规定的纳入标准、符合排除标准者,不纳入试验,同时给予就医指导。

38. 受试者招募的形式有哪些?

① 个人联系;② 招募广告;③ 数据库;④ 招募公司;⑤ 其他方式。

39. 试验中若出现偏离试验方案的情况,研究者需如何处理?

偏离方案是指对伦理委员会批准试验方案的所有偏离,并且这种偏离没有获得伦理委员会的事先批准,或者违背人体试验受试者保护规定和伦理委员会要求的情况。

研究者或者其指定的研究人员应当对偏离试验方案予以记录和解释。为了消除对受试者的紧急危害,在未获得伦理委员会同意的情况下,研究者修改或者偏离试验方案,应当及时向伦理委员会、申办者报告,并说明理由,必要时报告药品监督管理部门。

40. 受试者参加试验的情况,研究者可以告知相关的临床医生吗?

在受试者同意的情况下,研究者可以将受试者参加试验的情况告知相关的临床医生。

41. 病史记录中是否应记录受试者知情同意的具体时间和人员?

是。

42. 临床试验的样本(如血样、尿样、细菌培养标本)和常规临床诊疗的样本管理有什么区别?

临床试验的样本留取的时间、类型应根据试验方案的要求留取。

43. 受试者要求退出临床试验,如何处理?

受试者可以无理由退出临床试验。研究者在尊重受试者个人权利的同时,应当尽量了解其退出理由并记录。

44. 提前终止或者暂停临床试验时,研究者如何处理?

① 研究者应当及时通知受试者,并给予受试者适当的治疗和随访;② 研究者未与申办者商议而终止或者暂停临床试验,研究者应当立即向临床试验机构、申办者和伦理委员会报告,并提供详细的书面说明;③ 申办者终止或者暂停临床试验,研究者应当立即向临床试验机构、伦理委员会报告,并提供详细书面说明;④ 伦理委员会终止或者暂停已经同意的临床试验,研究者应当立即向临床试验机构、申办者报告,并提供详细书面说明。

45. 受试者出现与试验相关的不良事件时,研究者应如何处理?

在临床试验和随访期间,对于受试者出现与试验相关的不良事件,研究者和临床试验机构应当保证受试者得到妥善的医疗处理,并将相关情况如实告知受试者。研究者意识到受试者存在合并疾病需要治疗时,应当告知受试者,并关注可能干扰临床试验结果或者受试者安全的合并用药。

试验方案中规定的、对安全性评价重要的不良事件和实验室异常值,应当按照试验方案的要求和时限向申办者报告。

46. 如何报告严重不良事件?

(1) 报告申办者:除试验方案或者其他文件(如研究者手册)中规定不需立即报告的严重不良事件外,研究者应当立即向申办者书面报告所有严重不良事件,随后应当及时提供详尽、书面的随访报告。

(2) 申办者评估:申办者负责药物试验期间试验用药品的安全性评估。收到任何来源的安全性相关信息后,均应当立即分析评估,包括严重性、与试验药物的相关性以及是否为预期事件等。

(3) 申办者报告:① 应当将临床试验中发现的可能影响受试者安全、可能影响临床试验实施、可能改变伦理委员会同意意见的问题,及时通知研究者和临床试验机构、药品监督管理部

门;② 快速报告:申办者应当将可疑且非预期严重不良反应
(SUSAR)快速报告给所有参加临床试验的研究者及临床试验
机构、伦理委员会;申办者应当向药品监督管理部门和卫生健康
主管部门报告可疑且非预期严重不良反应。

（4）研究者收到申办者评估后的处理:研究者收到申办者
提供的临床试验相关安全性信息后,应当及时签收阅读,并考虑
受试者的治疗是否需进行相应调整,必要时尽早与受试者沟通,
并应当向伦理委员会报告由申办者提供的可疑且非预期严重不
良反应。涉及死亡事件的报告,研究者应当向申办者和伦理委
员会提供其他所需要的资料,如尸检报告和最终医学报告。

（各中心根据实际情况制订本中心 SAE 处理及上报的 SOP）

47. 严重不良事件报告和随访报告如何填写受试者个人的
基本信息?

严重不良事件报告和随访报告应当注明受试者在临床试验
中的鉴认代码,而不是受试者的真实姓名、居民身份证号和住址
等身份信息。

48. 药物不良反应和不良事件的区别?

药物不良反应(ADR)与不良事件(AE)的区别在于药物不
良反应与药物有因果关系,而不良事件则不确定。

49. 对临床试验不良事件如何分级?

临床试验不良事件分为五级:

1 级:轻度,无症状或轻微;仅为临床或诊断所见;无须
治疗。

2 级:中度,需要较小、局部或非侵入性治疗;与年龄相当的
工具性日常生活活动受限。

3 级:严重或者具重要医学意义但不会立即危及生命;导致
住院或者延长住院时间;致残;自理性日常生活活动受限。

4 级:危及生命;需要紧急治疗。

5 级:与 AE 相关的死亡。

50. 如何判断 AE 和试验药物的关系？

五级分类法对不良事件和试验用药之间可能存在的关联作出评估。

① 开始用药的时间和可疑出现的时间有无合理的先后关系；② 可疑不良反应（ADR）是否符合该药品已知 ADR 类型；③ 所怀疑的 ADR 是否可以用患者的病理情况、合并用药、并用疗法或曾用疗法来解释；④ 停药或降低剂量可疑的 ADR 是否减轻或消失；⑤ 再次接触可疑药品后是否再次出现同样反应。

51. 受试者损害及突发事件包括哪些？

受试者损害包括药物不良反应、不良事件、严重不良事件。

突发事件包括突发公共卫生事件、自然灾害（例如水灾、火灾、地震），以及紧急停水、停电等。

52. 管床医生是否可开具临床试验医嘱或处方？

只有经主要研究者书面授权的研究者方可开具临床试验医嘱或处方。

53. 研究者在临床试验过程中如何提供试验进展及总结报告？

① 研究者应当向伦理委员会提交试验进展报告；② 出现可能显著影响临床试验的实施或者增加受试者风险的情况，研究者应当尽快向申办者、伦理委员会和临床试验机构书面报告；③ 临床试验完成后，研究者应当向临床试验机构报告，并向伦理委员会提供临床试验结果的摘要，同时向申办者提供药品监督管理部门所需要的临床试验相关报告。

54. 研究者实施揭盲时应遵循哪些要求？

盲法试验应当按照试验方案的要求实施揭盲。若意外破盲或者因严重不良事件等情况紧急揭盲时，研究者应当向申办者书面说明原因。

55. 源数据具有哪些特点？

源数据应当具有可归因性、易读性、同时性、原始性、准确性、完整性、一致性和持久性。源数据的修改应当留痕，不能掩盖初始数据,并记录修改的理由。

56. 临床试验过程中,研究者是否可以查阅、录入和修改病例报告表的数据?

可以。申办者应当确保研究者始终可以查阅和在试验过程中可以录入、更正报告给申办者的病例报告表中的数据,该数据不应该只由申办者控制。

57. 病例报告表数据研究者是否需要保存?

需要保存。申办者应当确保研究者能保留已递交给申办者的病例报告表数据。

58. 研究者和申办者对病例报告表进行修改时需遵循哪些要求?

研究者应当按照申办者提供的指导说明填写和修改病例报告表,确保各类病例报告表及其他报告中的数据准确、完整、清晰和及时。病例报告表中数据应当与源文件一致,若存在不一致应当做出合理的解释。病例报告表中数据的修改,应当使初始记录清晰可辨,保留修改轨迹,必要时解释理由,修改者签名并注明日期。

申办者应当有书面程序确保其对病例报告表的改动是必要的、被记录的,并得到研究者的同意。研究者应当保留修改和更正的相关记录。

59. 何谓研究者手册? 申办者提供研究者手册的目的是什么?

研究者手册是关于试验药物的药学、非临床和临床资料的汇编,其内容包括试验药物的化学、药学、毒理学、药理学和临床的资料和数据。

目的是帮助研究者和参与试验的其他人员更好地理解和遵守试验方案,帮助研究者理解试验方案中诸多关键的基本要素。

60. 用作源文件的复印件应满足什么要求?

用作源文件的复印件应当满足核证副本的要求。

二、机构办公室主任

掌握研究者的分类题及机构办主任职责的基础上准备下列题目。

61. 如何对临床试验过程进行质量管理？

① 全面负责临床试验的组织、协调、实施和质量保证。② 各专业科室必须达到临床试验要求的床位数、门诊量、出院人次，并保证专业科室具有相应的设备条件（受试者接待室、药物/资料储藏室）、急救条件。③ 保证研究团队人员具有相应的资质（学历、职称），并经过 GCP 培训，具有相应的设备条件和急救条件，相应的管理制度、SOP。④ 保证参加试验相关人员参加方案启动培训，熟悉并严格执行试验方案。⑤ 保证受试者按 GCP 要求知情同意，保证受试者在试验期间出现受试者损害时得到适当的治疗。保证试验中的数据真实、准确、完整、及时、可溯源。⑥ 保证试验用药品的接收、领取、存放、发放、回收、返还流程及应急信件的管理规范。⑦ 保证试验资料的交接、存放、归档规范。⑧ 负责授权机构质控员，对临床试验过程进行具体的质量检查及管理，发现问题及时整改。⑨ 接受监查、稽查与检查。

三、机构办公室秘书

熟悉研究者的分类题及秘书职责的基础上，熟悉下列题目。

62. 临床试验开始前研究者应对申办者哪些资料进行审核？

① NMPA 药物临床试验批件或临床试验通知书；② 研究者手册或试验药物的临床前整套研究资料和临床研究文献资料；③ 申办者的试验药物药检合格报告及对照药的省级以上药检部门药检合格报告；④ 申办者资质，包括企业法人营业执照、药品生产许可证、GMP 证书（如有）；⑤ 联系人的委托书原件、身份证复印件；⑥ 试验方案、知情同意书、研究病历、病例报告表等。

63. 提交伦理审查有哪些资料？

① 试验方案和试验方案修订版；② 知情同意书及其更新

件;③ 招募受试者的方式和信息;④ 提供给受试者的其他书面资料;⑤ 研究者手册;⑥ 现有的安全性资料;⑦ 包含受试者补偿信息的文件;⑧ 研究者资格的证明文件;⑨ 伦理委员会履行其职责所需要的其他文件。

四、机构和专业的药物管理员

掌握本机构药物管理的规章制度、SOP 及药物管理员职责的基础上准备下列题目。

64. 化学药品注册分类有哪几类?

根据国家药监局《化学药品注册分类及申报资料要求》,化学药品注册分为 5 类:

1 类:境内外均未上市的创新药。

2 类:境内外均未上市的改良型新药。

3 类:境内申请人仿制境外上市但境内未上市原研药品的药品。

4 类:境内申请人仿制已在境内上市原研药品的药品。

5 类:境外上市的药品申请在境内上市。

65. 试验用药品的管理环节包括哪些?

试验用药品的管理环节包括试验用药品的供给、接收、储存、分发、使用、回收、退还、销毁等。

66. 试验用药品管理的记录包括哪些?

试验用药品管理的记录应当包括日期、数量、批号/序列号、有效期、分配编码、签名等。研究者应当保存每位受试者使用试验用药品数量和剂量的记录。试验用药品的使用数量和剩余数量应当与申办者提供的数量一致。

67. 研究者和临床试验机构如何对申办者提供的试验用药品进行管理?

① 指派有资格的药师或者其他人员管理试验用药品;② 试验用药品在临床试验机构的接收、储存、分发、回收、退还及未使用的试验用药品的处置等管理应当遵守相应的规定并保

存记录；③ 试验用药品的贮存应当符合相应的储存条件；④ 确保试验用药品按照试验方案使用；⑤ 对生物等效性试验的临床试验用药品进行随机抽取留样，至少保存留样至药品上市后 2 年。

68. 试验用药品的制备、包装、标签和编码应当符合哪些要求？

① 试验用药品的制备应当符合临床试验用药品生产质量管理相关要求；试验用药品的包装标签上应当标明仅用于临床试验、临床试验信息和临床试验用药品信息；在盲法试验中能够保持盲态；② 申办者应当明确规定试验用药品的储存温度、运输条件（是否需要避光）、储存时限、药物溶液的配制方法和过程，及药物输注的装置要求等；③ 试验用药品的包装，应当能确保药物在运输和储存期间不被污染或者变质；④ 在盲法试验中，试验用药品的编码系统应当包括紧急揭盲程序。

69. 试验用药品的供给和管理要求包括哪些？

① 申办者负责向研究者和临床试验机构提供试验用药品；② 在临床试验获得伦理委员会同意和药品监督管理部门许可或者备案之前，不得向研究者和临床试验机构提供试验用药品；③ 应当向研究者和临床试验机构提供试验用药品的书面说明，申办者制定试验用药品的供给和管理规程；④ 应当确保试验用药品及时送达研究者和临床试验机构；保存试验用药品的运输、接收、分发、回收和销毁记录；所有试验用药品的管理过程应当有书面记录，全过程计数准确；⑤ 应当采取措施确保试验期间试验用药品的稳定性。

70. 如何保证药物的冷链系统？

① 运输途中运输公司应有相应的保证药物保存的冷链包装，运输途中应有温度监控；② 冷藏药物验收合格后应立即转移至冰箱，并有温度记录；③ 科室领取冷藏药物时应有相应的保温包（附有冰块），快速转移至科室的专用冰箱中。

71. 药物储存的设施条件有哪些要求？

药物储存的设施条件有：药库面积能够满足试验药物储存

数量要求；试验药物应分区存放；应有专用的试验用药品储藏架、储藏柜、保险柜、冰箱、恒温箱和阴凉柜；有温湿度监测设施；有避光装置；达到防火、防盗、防潮、防虫鼠等要求。

72. 如何进行药物储存管理？

① 应根据试验用药品相应的储存温度、湿度或需要避光等要求，分别将试验用药品储存于储藏架、储藏柜、阴凉柜、恒温箱中，需要冷藏的试验用药品储存于冰箱中。② 根据不同的季节来调节试验用药品储存空间的温湿度：用空气调节器调节温湿度；梅雨季节用抽湿机除湿，或在储藏柜、冰箱、阴凉柜、恒温箱中放置除湿包进行除湿，使湿度保持在规定的范围内；秋冬季节，空气干燥可用加湿器加湿，防止湿度过低。③ 注意防止药物霉变。

73. 如何确保机构药库冰箱/恒温箱/阴凉柜运行正常、试验用药品处于安全状态？

① 采用温度监控系统进行温度监控，必要时，记录冰箱/恒温箱/阴凉柜的温湿度；② 当冰箱/恒温箱/阴凉柜内的温度达到最高、最低报警值时，温度监控系统及时短信通知机构药库管理员，药库管理员及时查看、处理，以确保温度监控系统运行正常，试验用药品处于安全状态。

74. 试验用药品的保存条件有哪些？其要求温度各是多少？一般湿度的范围是多少？

① 常温：控制在 10～30℃；② 阴凉处：不超过 20℃；③ 凉暗处：避光并不超过 20℃；④ 冷处：控制在 2～8℃。一般相对湿度应控制在 35%～75%。

75. 如何处理不同批次的试验用药品？

在临床试验过程中，试验用药品的批次可不同，但申办者需提供不同批次药物的药检报告，并向临床试验机构和伦理委员会备案。

76. 如何保证发药的随机性？

试验用药品必须根据生物统计学专业人员产生的随机分配

表进行编码,严格按照试验用药物编号或随机号的顺序入组,不得随意变动。

77. 双盲临床试验中,试验药品与对照药品在哪些特征上均应一致?

双盲试验中,试验药品与对照药品在外形、气味、包装、标签和其他特征上均应一致。

78. 科室试验用药品的管理由谁负责?

由科室药物管理员负责科室试验用药品的管理。

79. 科室药物接收、发放及回收流程?

① 科室药物管理员至 GCP 药库领取试验药物;② 领药时,仔细核对药物批号、编号、有效期,查看药物包装是否完整,标签是否明确,有无破损,并与 GCP 药库管理员在试验药物出库记录表中签字;③ 科室药物管理员取回药物,按试验方案要求存放药物;④ 根据研究者开具的临床试验医嘱/处方发放药物并记录;⑤ 受试者每次访视时,将剩余药物及空包装退还至科室药物管理员并记录;⑥ 试验结束后,科室药物管理员清点剩余药物及空包装后,退还至 GCP 药库,双方签字确认;⑦ GCP 药库管理员将剩余药物及空包装退还申办者。

(若机构设立的为中心药房,根据本中心 SOP 执行。)

80. 专业科室药物管理员在给受试者发药时应交代哪些注意事项?

应交代药物的用法用量、保存条件;剩余药物及包装必须返还给科室药管员;试验药物绝对不得另给他人使用。

81. 试验用药品发放的随机性由谁管理? 如何保证随机?

试验用药品发放的随机性由药物管理员管理。一般按照受试者取药先后顺序,药物编号从小到大发放药物;或由 IWRS 系统随机后发放药物。

82. 试验药物回收后能否继续使用?

不能。

五、机构和专业的质量管理员

掌握本机构质量控制的规章制度、SOP 及质量管理员职责的基础上，熟悉质量管理员如何进行质量检查，包括检查开始时间，检查频次和数量、检查内容、发现的问题如何解决等。

83. 质量控制与质量保证的区别是什么？

质量控制（QC）是参与试验的层面的质量保证，质量保证（QA）是独立于试验之外的一种质量保证。

六、机构档案管理员和专业资料管理员

掌握机构文件管理规章制度、SOP 及档案/资料管理员职责的基础上熟悉下列题目。

84. 保存文件的设施条件有哪些？

保存文件的设施应当具备防止光线直接照射、防水、防火、防盗、防虫等条件。

85. 如何保存文件？

制定文件管理的标准操作规程。被保存的文件需要易于识别、查找、调阅和归位。用于保存临床试验资料的介质应当确保源数据或者其核证副本在留存期内保存完整和可读取，并定期测试或者检查恢复读取的能力，以免被故意或者无意地更改或者丢失。

86. 文件保存的期限有哪些规定？

用于申请药品注册的临床试验，必备文件应当至少保存至试验药物被批准上市后 5 年；未用于申请药品注册的临床试验，必备文件应当至少保存至临床试验终止后 5 年。

第十一章　提高题

87. 简述Ⅰ、Ⅱ、Ⅲ、Ⅳ期临床试验的定义、目的、最低病例数及入选年龄界限要求。

Ⅰ期临床试验是初步的临床药理学及人体安全性评价试验。其目的是观察人体对于新药的耐受程度和药代动力学，为制定给药方案提供依据。Ⅰ期临床试验病例数 20～30 例。药代动力学研究与耐受性试验 18～45 岁，生物等效性试验 18 周岁以上。

Ⅱ期临床试验是治疗作用初步评价阶段。其目的是初步评价药物对目标适应证患者的治疗作用和安全性，同时为Ⅲ期临床试验研究设计和给药剂量方案的确定提供依据。此阶段的研究设计可以根据具体的研究目的，采用多种形式，包括随机盲法对照临床试验。Ⅱ期临床试验病例数（试验组）为 100 例，要求试验组和对照组例数相等。

Ⅲ期临床试验是治疗作用确证阶段。其目的是进一步验证药物对目标适应证患者的治疗作用和安全性，评价利益与风险关系，最终为药物注册申请的审查提供充分的依据。试验一般为具有足够样本量的随机盲法对照试验。Ⅲ期临床试验病例数（试验组）300 例，对照组病例数应小于或等于试验组，多为 1∶1 或 1∶2。

Ⅳ期临床试验是新药上市后应用研究阶段。其目的是考察在广泛使用条件下药物的疗效和不良反应，评价在普通或者特殊人群中使用的利益与风险关系以及改进给药剂量等。Ⅳ期临床试验病例数为 2 000 例。

其中，Ⅱ期、Ⅲ期、Ⅳ期临床试验入选年龄界限为 18～65 岁。

88. Ⅱ、Ⅲ期临床试验给药间隔的依据是什么？

根据药物半衰期确定Ⅱ、Ⅲ期临床试验给药间隔。

89. 简述临床试验设计的基本原则。

必须遵循对照、随机和重复的原则，这些原则是减少临床试验中出现偏倚的基本保障。

90. 何谓随机？随机的目的是什么？随机的分类有哪些？

随机是指参加试验的每一个受试者都有相同的机会进入试验组或对照组。

随机的目的是为了避免组间的系统差异，使两组间具有可比性。

随机的分类包括简单随机、区组随机、分层随机。

91. 何谓盲法？常用的盲法是什么？何谓单盲、双盲？

盲法是为了控制临床试验过程中产生偏倚的措施之一。

常用的盲法主要分为单盲和双盲。

单盲一般指受试者不知道；双盲一般指受试者、研究者、监查员以及数据分析人员均不知道治疗分配。

92. 何谓设盲？设盲的目的是什么？怎样设盲？

设盲是临床试验中使一方或多方不知道受试者治疗分配的程序。

设盲的目的是为了避免受试者和研究者评价治疗结果时的主观因素、偏倚和安慰剂效应，以便获得可靠的试验数据。

设盲的方法：是将试验药和对照药均以密码或代号表示，全部试验过程中对受试者和（或）研究者保持未知，并由专人保存密码的内容，直到全部试验结束才可公开。除非受试者发生危急情况或安全需要时，才可紧急破盲。

93. Ⅰ～Ⅳ期药物临床试验中哪些需设盲？哪些不设盲？

一般情况下，Ⅱ期和Ⅲ期临床试验需设盲，Ⅰ期和Ⅳ期临床试验不设盲，为开放性试验。

94. 何谓偏倚? 控制偏倚的方法是什么?

偏倚是指在临床试验的设计、实施和分析评价中由于某些非试验因素影响所致的系统误差。

随机化和盲法是控制偏倚的重要措施。

95. 何谓胶囊技术?

胶囊技术是将试验药与对照药装入外形相同的胶囊中达到双盲的技术。

96. 什么是盲底? 盲底如何保存?

盲底一般采用电子文件或书面文件形式予以保存,分别由申办者、主要研究者及统计单位保存。Ⅱ期临床试验双盲试验中每个盲底中有三个信封:① 药物编号盲底,供对试验药物进行编码用;② 第一次揭盲盲底;③ 第二次揭盲盲底。

97. 何谓揭盲?

在盲法试验结束后,需要进行试验药和对照药的疗效及安全性比较,这时候就需要知道受试者具体使用的是哪个组别的药物,这个过程就是揭盲。

98. 何时揭盲? 何谓一级揭盲、二级揭盲?

在全部临床试验完成,资料收集齐全并全部上交至组长单位统计部门后进行揭盲。

一级揭盲是指在对数据库数据盲态审核后,对数据进行锁定,不可再做修改,进行第一次揭盲,此次揭盲只列出每个受试者所属的处理组别(如 A 组或 B 组)而并不标明哪一个为试验组或对照组,交由生物统计学专业人员输入计算机,与数据文件进行连接后,进行统计分析。二级揭盲是指在统计分析完成和临床试验总结报告完成后,在总结会上进行第二次揭盲,以明确各组所接受的治疗药物是试验药还是对照药。

99. 何谓应急信件?

盲法试验对应每个受试者都有一个应急信件。应急信件即破盲信件,内容为该编号的受试者所分入的组别及用药情况。在发生紧急情况时,由研究人员按试验方案规定的程序拆阅。

一旦被拆阅,该编号病例将中止试验,研究者应将中止原因记录在研究病历中。

100. 如何确定样本量?

样本量首先应当符合统计学原则(即根据检验方法和 α、β 的取值来计算),并满足各期临床试验的病例最低样本量要求。总样本量=计算样本量+20%脱落率。

101. 临床试验方案常用设计包括哪些?

① 平行组设计;② 交叉设计;③ 析因设计;④ 成组序贯设计;⑤ 动态设计。

102. 简述试验方案中设立对照的原则与意义。

遵循公认有效(国家标准、以往的研究资料)和同类可比(药物的组成或成分、药理作用、给药途径)的原则。

对照组是指与试验组处于同样条件的一组受试者。对照组和试验组的唯一区别是试验组接受试验药治疗,对照组接受对照药治疗,而两组的其他条件一致。设立对照组的意义在于使试验组和对照组内的非处理因素基本一致,使处理因素的效应得以显示。

103. 何谓阳性对照?

阳性对照是指在临床试验中采用已上市并具有确切疗效的药物作为试验药物的对照,是最常用的一种对照设计。

104. 在符合伦理学原则的情况下,设置对照时最好优先选择安慰剂对照的说法对吗?

对的。因为临床试验的主要研究目标是评价研究性干预措施的有效性和安全性,使用安慰剂对照通常比阳性对照更能产生科学可靠的结果。

105. 简述提供安慰剂的要求。

在双盲临床试验中,应保证所提供的安慰剂与所模拟的药物在剂型、外观、气味等方面完全一致,并且不含有任何有效成分。

106. 安慰剂是否需要提供药检报告?

安慰剂需要提供检验报告,其形式和格式与阳性样品的药检报告的要求一致。

107. 空白对照和安慰剂对照有什么区别?

空白对照是临床试验中的对照组不给予任何对照药物。空白对照一般适用于以下特殊情况:① 试验组采用放射治疗等非常特殊的处理,安慰剂盲法试验无法执行或执行起来极为困难;② 试验药的不良反应非常特殊,无法使研究者处于盲态,使用安慰剂对照没有实际意义。

安慰剂对照又称"假药对照",安慰剂在外形、颜色、大小、气味上均与试验药相近,但不含任何有效成分的制剂。使用安慰剂主要解决使用新药时疾病自愈和安慰剂效应问题,排除试验药以外的因素干扰,常与盲法结合使用。

108. 在何种条件下,对照药可以使用安慰剂?

① 目前国内无同类可比,公认有效的阳性对照药;② 安慰剂的使用不会造成不可逆伤害;③ 使用安慰剂时采用叠加设计或缩小安慰剂组样本量、严格排除高风险受试者等风险最小化措施;④ 使用安慰剂时密切随访观察受试者,制定应急预案处理的 SOP,必要时及时终止研究。

109. 何谓入选标准、排除标准、退出标准、剔除标准?

(1)入选标准:是指进入临床试验的受试者必须完全满足的条件,一般包括受试者的年龄范围、性别、特别检查或实验室的结果、诊断、允许的前期治疗、对器官功能的要求以及自愿参与并签署知情同意书等。

(2)排除标准:是指候选人不应被纳入临床试验的判断条件。候选人即使已完全满足入选标准,只要符合排除标准中的任何一条就不能进入试验。受试者不应同时参加一个以上的临床试验。

(3)退出标准:是指在试验过程中受试者不适合继续参加试验所制定的标准。

(4)剔除标准:是指对哪些受试者纳入统计分析制定的标准。

110. 何谓脱落？脱落的原因是什么？

脱落是指所有填写了知情同意书并筛选合格进入临床试验的受试者，无论何时何种原因退出，只要没有完成试验所规定的周期均为脱落。

脱落的原因一般有七种：失访、缺乏疗效、违背方案、不良事件、被申办者中止、自动退出、其他。

111. 脱落病例如何处理？

当受试者脱落后，研究者应尽可能与受试者联系，完成所能完成的评估项目，并记录。对因不良事件而脱落，经随访最后判断与试验药物有关者，必须记录并通知申办者。

112. 简述中止研究的标准。

中止研究的标准是：① 受试者出现不能继续治疗的不良事件或严重不良事件；② 不愿继续治疗的受试者；③ 未能遵守试验方案；④ 在试验期间使用该试验规定的禁用药；⑤ 受试者妊娠等。

113. 什么情况下终止临床试验？

(1) 申办者提出终止：① 当研究者不遵从已批准的方案或有关法规进行临床试验时，申办者应指出以求纠正，如情况严重或坚持不改，则应终止研究者参加临床试验并向药品监督管理部门报告；② 试验药物安全性被质疑；③ 能够预见试验是失败的，即发现试验药物是无效的；④ 由于经费、行政变更等因素需终止试验的；⑤ 双盲试验的全部盲底泄密，或者应急信件拆阅率超过 20%。

(2) 伦理委员会提出终止：当发生较多与试验相关的严重不良事件，出于受试者安全性的考虑，需终止试验的。

(3) NMPA 提出终止：① 伦理委员会未履行职责；② 不能有效保证受试者安全；③ 未按照规定时限报告严重不良事件；④ 有证据证明临床试验用药物无效；⑤ 临床试验用药物出现质量问题；⑥ 临床试验中弄虚作假；⑦ 其他违反 GCP 的情况。

114. 什么叫质疑表？由谁传送？能不能通过电话传达质

疑表的内容?

质疑表(querylist,queryform)是数据管理员清理数据发现问题后,要求研究者作出回答的文件。

监查员、研究者、数据管理员之间的各种疑问及解答的交换都由质疑表完成。质疑表应保存备查。

质疑表可由监查员传送给研究者,不能通过电话传达。

115. 什么是 ITT、PPS、FAS?

ITT:是 Intention-To-Treat 的缩写,即意向性。指所有经随机化分组、分配了随机号的全部病例,也称为愿意治疗人群。意向性分析时将其中未能观察到全部治疗过程的病例资料,用最后一次观察数据接转到试验最终结果,对疗效和不良事件发生率进行意向性分析。ITT 的误差较大。

PPS:是 Per-Protocol Set 的缩写,即符合方案集。指所有符合试验方案、依从性好(如接受治疗,主要指标可以测定等)、试验期间未服禁止用药、完成 CRF 规定填写内容的病例,对其疗效进行统计分析。

在确证性试验中,对药物的有效性评价时,宜同时用 ITT 和 PPS 进行统计分析。当以上两种数据集的分析结论一致时,可以增强试验结果的可信性。当不一致时,应对其差异进行讨论和解释。

FAS:是 Full Analysis Set 的缩写,即全分析集。指尽可能接近符合 ITT 原则的理想的受试者人群。它应包括几乎所有的随机化后的受试者。只有在导入期中被排除而未入组或者入组后没有任何的随访数据才能从 FAS 人群中剔除。即只要服用了一次药,做了一次有效性检测的受试者都应纳入 FAS。

116. 什么是 SS 集? 如何制定安全性评价数据集?

SS 集(Safety Set),安全性评价数据集。对安全性评价的数据集选择应在方案中明确定义,通常安全性数据集应包括所有随机化后至少接受一次治疗的受试者。即只要服用了一次药,做了一次安全性评价的受试者都应纳入。

117. 谁可以建立独立的数据监查委员会,以定期评价临床试验的进展情况?

申办者。

118. 申办者应当如何鉴别每一位受试者所有临床试验数据?

使用受试者鉴认代码。

119. 申办者如何保证研究者和受试者损害的补偿或者赔偿?

① 应当向研究者和临床试验机构提供与临床试验相关的法律上、经济上的保险或者保证,并与临床试验的风险性质和风险程度相适应;② 应当承担受试者与临床试验相关的损害或者死亡的诊疗费用,以及相应的补偿,并及时兑付给予受试者的补偿或者赔偿。

120. 临床试验开始前,谁应当向药品监督管理部门提交相关的临床试验资料,并获得临床试验的许可或者完成备案?

申办者。

121. 申办者在拟定临床试验方案时,应当获得哪些数据支持其给药途径、给药剂量和持续用药时间?

足够的安全性和有效性数据。

122. 申办者提供的药物研发期间安全性更新报告应当包括哪些内容? 有关信息通报给哪些部门?

安全性更新报告应当包括临床试验风险与获益的评估。

有关信息应通报所有参加临床试验的研究者及临床试验机构、伦理委员会。

123. 何谓现场监查? 何谓中心化监查? 两者存在何种关系?

现场监查是指监查员在临床试验现场进行监查,通常应当在临床试验开始前、实施中和结束后进行。

中心化监查是及时地对正在实施的临床试验进行远程评估,以及汇总不同的临床试验机构采集的数据进行远程评估。

中心化监查的过程有助于提高临床试验的监查效果,是对现场监查的补充。

第十二章　实例题

124. "知情同意书上受试者的签名不可代签,但日期可以由研究者代签",这句话对吗?

不对。日期也应由受试者亲自签署。

125. "必须给受试者充分的时间考虑其是否愿意参加试验",这句话对吗?

对的。可以让受试者将知情同意书带回去详细阅读清楚或与家人商量后再签署知情同意书。

126. 签署知情同意书示例:

【例1】某14岁儿童的病情符合某临床试验的纳入标准,其家长也希望儿童使用该新药,但儿童不愿意,请问是否可由家长签署知情同意书?

不可以。因14岁儿童虽有限制民事行为能力,但具有判断能力,所以必须征得本人同意。凡具有良好判断能力的儿童,均应征得本人同意。

【例2】某肿瘤患者家属希望患者参加临床试验,但是不希望患者本人知道病情,是否可由家属代为签署知情同意书?

不可以。肿瘤受试者本人必须知情并签署知情同意书,不能由法定监护人代替。

【例3】在试验过程中发现试验药物导致受试者血糖有所降低,这时关于知情同意应如何处理?

须将知情同意书修正后送伦理委员会审查,待批准后,再次取得受试者知情同意。

127. 弱势群体示例：

【例 1】某制药公司需要血液样本用于试验分析,即采集其公司员工的血样,是否可以？

【例 2】某医院招募其实习医学生作为临床试验受试者,是否可以？

以上均不合适。因为医学生、实验室工作人员、制药公司的雇员、部队的士兵等是等级群体中处于下级或从属地位的成员。该人群同意的性质需要谨慎考虑,因为他们同意自愿参加可能受到不适当的影响(不论合理与否)。在这些情况下,这些受试者应归为弱势群体。

128. "试验方案制定后就不得更改",这句话对吗？

不对。临床试验过程中可按规定程序对试验方案修正,再次提交伦理委员会审查。

129. 对于 Ⅱ 期临床试验,如何根据《药品注册管理办法》的规定确定总样本量？

根据《药品注册管理办法》的规定,Ⅱ 期临床试验的试验组最低样本量至少为 100 例,因 Ⅱ 期临床试验要求试验组与对照组病例数按 1∶1 设计,故目标病例数为 200 例,考虑到 20% 脱落因素,最终确定总样本量为 240 例,即试验组、对照组各 120 例。

130. 研究者是否可以向受试者收取试验药费用？

不可以。申办者应当免费向受试者提供试验用药品,支付与临床试验相关的医学检测费用。

131. 药物管理员给某受试者发药时,发现该受试者的随机编码药物有污损后,应如何处理？

药物破碎或污染后,必须回收保存。如果有相同随机编码的备用药则发放备用药物以保证试验的正常进行；如果没有相同随机编码的备用药物,则该受试者按照脱落病例处理。

132. 某受试者在受试期间应服用 10 份药物,但最后仅服用了 7 份药物,那么该受试者的服药依从性是多少？

该受试者的服药依从性＝实际用药/应服用药×100%＝

$7/10 \times 100\% = 70\%$。

133. 当出现上级医师的医嘱与方案要求不符合时,是否按上级医师的医嘱处理? 例如方案服药剂量为 1.0 g,而上级医师要你开 2.0 g 的量时,如何处理?

应严格按照试验方案执行。

134. 可否用铅笔记录临床试验原始数据? 为什么?

不可以。因为用铅笔记录数据容易导致数据模糊或被涂改。应该用黑色或蓝色的钢笔、水笔书写。

135. "病例报告表中必须如实填写受试者姓名",这句话对吗?

不对。为保护受试者隐私权,受试者的全名不应出现在病例报告表或其他任何须向申办者提供的试验文件上。研究者应按受试者的编号及姓名拼音首字母缩写确认其身份并记录。

136. 监查员发现病例报告表有错误或遗漏,随即在病例报告表进行了修改,是否可以?

不可以。监查员发现错误和遗漏时,应要求研究者及时改正。修改时需保持原有记录清晰可见,改正处需经研究者签名并注明日期。

137. 检验项目未查,研究者在病例报告表中应如何填写?

应填写 ND。

138. 受试者具体用药剂量和时间不明,研究者在原始病历及病例报告表中应如何填写?

应填写 UK。

139. 某 CRC 把检验报告单粘贴在病例报告表中,是否合适?

不对。为保护受试者隐私权,受试者的姓名等信息不应出现在病例报告表或其他任何须向申办者提供的试验文件上。

140. 出现与临床试验有关的严重不良事件后,知情同意书要不要及时修改? 要不要送交伦理委员会再讨论?

出现与试验有关的严重不良事件后,应及时将临床试验新发现的信息更新至知情同意书中,并报送伦理委员会审查批准后,再次取得受试者的知情同意。

141. 病例分析:李某,男,35 岁,于 2019 年 10 月 28 日入组某试验药物的 II 期临床试验,预定试验观察周期为一个月,在 2019 年 11 月 8 日来试验中心取药回家的途中被出租车撞伤导致右股骨骨折,立即入院治疗。作为研究者,你该做哪些方面的处理?

首先判断这是严重不良事件,研究者应对受试者进行医疗救治和处理,填写严重不良事件报告表,同时报告主要研究者和申办者。接受申办者进行安全评估意见后需要进行审阅签字,根据申办者的评估意见是否需要报告伦理委员会,并一直随访到受试者症状、体征消失或病情稳定,实验室检查正常或稳定为止。

142. 女性受试者出现意外怀孕时如何处理? 如何避免这种情况发生?

首先在试验前应对育龄受试者做好教育工作,告知采取有效的避孕措施和检测方法。当受试者发生妊娠时,必须立即向机构办公室、伦理委员会与申办者报告妊娠事件,并中止试验,安排其就诊与随访。如受试者要求流产,申办者可给予适当补贴。

143. 某一受试者在服用了申办者提供的对照药物而导致损害时,是否需要对受试者进行补偿?

凡是发生与试验有关的损害,受试者都应得到及时的治疗和补偿。

144. 是否只要发生严重不良事件都要紧急揭盲(拆阅应急信件)?

并不是。只有在发生严重不良事件并危及受试者生命,需立即查明所服药物的种类时,方可紧急揭盲。

145. "任何试验都要采用二级揭盲",这句话对吗?

不对。二级揭盲的前提是试验组和对照组按 1∶1 双盲设计,当试验组和对照组病例数未按 1∶1 设计时,一级揭盲就可知道盲底,不存在二级揭盲。

146. "试验中途脱落的病例因未完成试验,故可以不列入临床试验总结报告",这句话对吗?

不对。

147. 某口腔专业药物临床试验中需要第三方参与技术协作,研究者认为这是常规的医疗工作,没有必要报告和记录。是否合适?

不合适。临床试验中有第三方参与应该对其资质等情况进行报告和记录。

148. "研究者如有适当理由可不接受监查员的定期访问和主管部门的稽查和检查",这句话对吗?

不对。

149. "没有记录就等于没有发生",这句话对吗?

对的。

150. "在多中心试验中评价疗效时,应考虑中心间存在的差异及其影响",这句话对吗?

对的。

附　录

临床试验机构岗位职责

一、机构主任、副主任职责

（一）机构主任

1. 负责机构行政管理工作。

2. 负责设置相应的管理部门，配备相应的管理人员。

3. 负责保证机构的设施与条件能够满足安全、有效地进行临床试验的需要。

4. 负责保证所有主要研究者都具备承担临床试验的专业特长、资格和能力，并经过相关培训。

5. 负责督促相关部门及专业科室制订临床试验制度/职责、急救预案、设计规范与标准操作规程，并审核、批准机构制度与标准操作规程的实施。

6. 保证临床试验受试者的权益得到充分保障。

7. 负责督促机构办公室实施项目的组织、协调、质量检查与动态管理，落实临床试验的质量管理。

（二）机构副主任

临床试验机构副主任的职责为协助临床试验机构主任履行上述职责，具体分管药物临床试验机构办公室工作，对机构办公室工作进行指导和管理。

二、机构办公室主任、副主任职责

（一）机构办公室主任

1. 在机构主任及副主任的领导下，负责机构办公室、档案室、机构药库/药房、Ⅰ期病房（如有）的日常行政管理，负责临床试验相关专业科室的指导、监督和协调，对临床试验项目实行全面的管理，并及时向机构主任/副主任汇报机构运行情况。

2. 负责组织机构办公室人员制订工作计划，完成工作总结。并负责组织制订和实施机构管理相关的规范化文件，包括管理制度、岗位职责、设计规范、标准操作规程、应急预案等。

3. 负责评估、组织承接有关法规准许范围内的药物临床试验项目，并及时与伦理委员会沟通，接受伦理委员会对临床试验项目的科学性、伦理合理性进行初始审查和跟踪审查，以确保受试者的尊严、安全和权益。

4. 负责对各专业科室人员资格、资质进行审核，且保证设施与条件应满足安全有效地进行临床试验的需要，并负责规范实验室及专业科室仪器的使用与维护。

5. 负责有计划地组织相关人员参加院内外 GCP 培训，并统一组织研究者进行临床试验方案启动培训，以及临床试验流程、相关文件和标准操作规程等的培训。

6. 负责与申办者/CRO、主要研究者共同起草临床试验合同，确定各自职责，议定临床试验费用，签订临床试验合同，并负责临床试验经费的管理工作。

7. 组织对机构档案室、机构药库/药房及专业科室进行质量检查。建立机构药物临床试验质量管理体系，确保研究者认真执行各项管理制度、试验方案和标准操作规程。

8. 负责审核临床试验准备阶段、进行阶段及结束阶段的相关文件齐全，审核临床试验小结或总结报告。同时负责临床试验机构公章的管理。

（二）机构办公室副主任

负责协助临床试验机构办公室主任履行上述职责。

三、机构办公室秘书

1. 在机构办公室主任领导下，负责办公室日常工作。

2. 负责协助机构办公室主任起草、制订与修订机构管理制度、职责及标准操作规程和工作计划、工作总结。

3. 负责与申办者/CRO 进行联络沟通、人员来访、立项管理，负责与临床研究伦理委员会进行项目立项后及过程中的沟通。同时负责与申办者/CRO 进行临床试验文件/资料的接收、审核与登记。

4. 负责记录并保存研究过程中重要的沟通文件(书信、电话、E-mail 等)及其他相关信息；及时向机构办公室主任汇报相关沟通情况。

5. 负责协助机构办公室主任组织相关人员参加院内外GCP 培训、专题讲座、研究者沙龙、临床试验方案启动培训等各种形式的培训，并负责会议的签到、记录及会务工作。

6. 负责人类遗传资源申报相关工作，收集人类遗传资源办公室相关批准文件。

7. 负责监查员、临床研究协调员的具体管理工作。

8. 协助机构办公室主任审核临床试验经费到账和使用情况，并进行经费的结算。

9. 负责机构办公室文件资料的管理工作，保证文件资料管理完整有序；负责及时更新相关资料，包括研究者履历、培训情况等。

10. 负责省药品临床研究备案表的填写与备案。

11. 负责完成机构办公室主任交代的其他工作。

四、机构质量管理员职责

1. 在机构办公室主任的领导下，负责临床试验实施过程中各个环节的质量检查。

2. 负责检查各专业科室设施/条件是否符合试验要求，参与项目的研究者资质是否合格，研究者是否按职责要求进行试验。

3. 负责审核知情同意书签署的规范性。

4. 负责检查临床试验是否严格遵照试验方案和标准操作规程执行。

5. 负责检查文件记录是否及时、完整、准确、真实、规范。

6. 负责检查不良事件和严重不良事件是否按规定处理、记录与随访，严重不良事件是否按规定报告；违背方案是否按规定及时报告。

7. 负责检查试验药物的使用记录，包括数量、接收、发放、回收等是否符合 GCP 规定及相关法规规定。

8. 负责检查辅助科室质量控制（环境条件、人员资格、仪器设备运行状态、操作规程等）的落实，并查看实验室室间质评证书或仪器计量证书是否齐全。

9. 负责检查生物样本的采集、处理、储存、运输过程的规范性。

10. 负责审核试验各阶段文件资料是否齐全，保存、归档是否符合 GCP 相关要求。

11. 负责在质量检查中及时发现问题，及时反馈并提出整改意见，及时了解整改情况，进行整改后评价并记录。发现重大问题及时向主要研究者、机构办公室主任报告，并记录处理意见。

五、机构档案管理员职责

1. 在机构办公室主任的领导下，负责机构档案室的管理工作。

2. 严格执行临床试验资料档案管理制度，负责临床试验资料的登记、保存与归档等。

3. 负责临床试验法律法规、制度、指导原则及上级管理部门下发的各种文件资料，以及办公室文件类包括机构管理人员及各专业科室研究人员的履历、学历/资历证书、培训证书以及培训资料、培训记录等资料的保存与管理。

4. 负责机构与各专业科室制订的各版本的制度、职责与标准操作规程的归档保存与管理。

5. 负责临床试验项目文件类（在研项目档案、完成项目档案）资料的保存。

6. 负责临床试验项目的资料档案的整理与归档，包括方案及其相关文件、试验用药物和相关物资的接收/发放记录、伦理审查档案、实验室检查相关档案、试验合同等的归档。

7. 负责档案文件查阅的管理、记录并保存。

8. 执行档案室防护措施，符合防火、防盗、防霉、防潮、防光、防尘、防虫、防高温、防污染等要求；定期检查以确保正常运转；定期进行通风、除湿等工作。

六、机构药库管理员职责

1. 负责试验用药物以及相关物资的验收、接收、储存、发放、回收、退回等环节的管理，保证试验用药物管理符合 GCP 及试验方案要求。

2. 严格按照药物的贮存条件，分类、分区、分柜管理试验用药物，定期检查和清点，并详细记录。

3. 负责向专业科室药管员发放试验用药物及相关物资，试验结束后与科室药管员核对剩余试验用药物和空包装，并详细记录。

4. 负责将剩余药物和相关物资退回申办者，并详细记录。

5. 负责督促申办者将试验用药物销毁记录复印件返回至机构药库。

6. 负责对机构药库温湿度进行监测和管理，并定时详细记录。

7. 负责对药库温控系统进行监控和管理，并定期导出温控记录。

8. 负责药库/药房所有设施设备、温湿度记录仪的定期计量检查。

9. 负责在临床试验项目结束后，将药物记录全部资料递交至机构办公室审阅并归入项目档案。

七、临床研究协调员职责

1. 临床研究协调员应具有医学、护理学或药学等相关专业大专以上学历，并接受 GCP 培训且取得 GCP 证书，其工作内容主要是协助和配合研究者开展临床试验工作。

2. 负责协助研究者进行试验前的管理，包括研究者会议、项目启动培训的安排。

3. 负责协助研究者进行研究文档管理，包括研究文档的收集、管理与更新。

4. 负责协助研究者进行研究数据管理,包括提醒研究者按照原始数据核查清单进行原始数据的收集与管理,经主要研究者授权后转抄病例报告表/录入 EDC 及解决非医学判断类质疑。

5. 负责协助研究者进行受试者管理,包括招募受试者、筛选潜在受试者、安排受试者访视、安排实验室各项检查及获取检查结果。

6. 负责协助研究者进行标本管理,包括本中心标本的运送与交接,以及中心实验室标本的预处理、保存、运送、交接等,并记录。

7. 负责协助研究者进行实验室报告管理,包括实验室报告的收集、传真与发送。

8. 负责协助研究者进行研究资料管理,包括相关研究资料的申请、接收与运送。

9. 负责协助研究者进行安全信息管理,包括提醒研究者审阅检查报告单、受试者日记卡、护理记录单等,及时溯源,提醒研究者及时处理 AE、SAE 或 SUSAR,协助研究者完成 SAE 报告。

10. 负责协助研究者完成伦理资料的递交及伦理批件和回执获取等工作。

11. 负责协调 CRA 的中心访视工作,提前准备各种文档供 CRA 监查。

12. 按照试验计划与机构办公室、研究人员、申办者/CRO 等进行全面的沟通(邮件、口头交流、传真等)并记录。

13. 遵守医院及机构办公室规章制度,试验过程中出现任何问题及时与机构办公室联系沟通解决。

八、专业科室负责人职责

1. 专业科室负责人全面负责临床试验的组织、协调、实施和质量保证。

2. 负责组织人员撰写本专业临床试验的各项管理制度/职责及各项标准操作规程,随时进行新增与修订,保证 SOP 具有专业特色与可操作性。

3. 负责组织研究团队配合机构办公室组织研究者参加各级各类 GCP 培训,熟悉相关法律、法规。保证研究者有充分的时间在方案规定的期限内完成临床试验。

4. 负责配合机构办公室进行试验方案的培训,落实试验的准备(仪器、抢救设备、资料、药物),并指定主要研究者。

5. 负责药物临床试验所需医疗设施、实验室设备及时到位并正常运转。

6. 督促执行临床试验药物管理、资料管理和质量管理标准操作规程,以保证临床试验药物、资料管理及临床试验的质量。

7. 负责与主要研究者对临床试验项目质控中发现的问题及时进行整改,严重的质量问题及时报告机构办公室,按照机构有关规定进行相应处罚。

8. 确保本专业药物临床试验的原始数据记录符合 GCP 有关要求,并配合监查员、稽查员及监督管理部门的检查,确保临床试验质量。

9. 对临床试验中出现的重大问题及时向相关部门报告,提出是否提前终止或暂停该项临床试验,提交书面申请并阐明理由,并将最终结果及时通知受试者。

10. 临床试验结束后,负责或督促做好试验的总结和后续的管理工作。

九、主要研究者职责

1. 必须具有医学专业本科以上学历和本专业高级技术职务,经过 GCP、临床试验流程和技术培训。

2. 组织或参加过三个以上药物临床试验,对临床试验研究方法具有丰富专业知识和经验,或者能得到本专业有经验的研究者在学术上的指导;有权支配参与该试验的人员和使用该项试验所需的设备。

3. 熟悉 GCP，遵守国家有关法律、法规和道德规范；参与撰写本专业药物临床试验的各项管理制度/职责及标准操作规程（包括本专业临床试验方案设计 SOP、急救预案处理 SOP、不良反应处理 SOP、仪器使用 SOP、试验常规操作 SOP 等）。

4. 参与制订、修订与审核试验方案及相关文件，向机构办公室提交立项申请，获得批准后提交伦理委员会审核，包括临床试验的初始审查、跟踪审查等，经伦理委员会批准后实施。

5. 负责与机构办公室主任、申办者/CRO 共同制订临床试验合同，确定各方的相应职责，并商定临床试验费用。

6. 负责落实研究团队包括项目负责人、研究医生/护士、资料管理员、药物管理员及研究助理的分工与授权等。负责与机构办公室共同组织临床试验项目方案启动培训，包括试验方案及相关流程、SOP 的培训。

7. 在试验中负责做出与临床试验相关的医疗决定，保证受试者在试验期间出现不良事件及严重不良事件时得到及时有效的处理，负责严重不良事件的处理及必要时紧急破盲，负责临床试验记录文件的审核。

8. 负责试验进度及试验的质量，检查项目负责人和其他研究者是否按照试验方案和标准操作规程进行研究，负责督促和检查药物管理员、资料管理员的工作。

9. 接受申办者/CRO 的监查、稽查及药品监管部门的检查，以及机构内部的质量检查，对存在的问题及时整改。

10. 试验结束后，负责从报告格式的规范性、试验方案的依从性、统计报告分析结果的准确性和结论的可靠性等方面组织临床试验的讨论及分中心小结/总结报告的撰写；负责向机构办公室递交结题报告。

十、项目负责人职责

1. 必须具有医学专业本科以上学历和本专业中级或高级

技术职务,经过 GCP、临床试验流程和技术培训。

2. 参加过临床试验,对临床试验研究方法具有一定的专业知识和经验或者能得到本专业有经验的研究者在学术上的指导;协助主要研究者支配参与该试验相关的人员和使用该项试验所需的设备。

3. 熟悉 GCP,遵守国家有关法律、法规和道德规范;参与撰写本专业临床试验的各项管理制度/职责及标准操作规程(包括本专业临床试验方案设计 SOP、急救预案 SOP、仪器使用 SOP、不良反应处理 SOP、常规操作 SOP 等)。

4. 参与制订、修订试验方案及相关文件;负责协助主要研究者落实试验的分工。

5. 协助主要研究者与机构办公室共同组织参加临床试验的研究者进行试验方案及相关文件的培训。

6. 详细阅读和了解试验方案的内容,并严格按照方案执行,了解并熟悉试验用药物的性质、作用、疗效及安全性,同时应掌握临床试验进行期间发现的所有与该药有关的新信息,并及时掌握试验的进度。

7. 负责知情同意的告知、签署以及所有的原始记录。

8. 在试验中作出与临床试验相关的医疗决定,保证受试者在试验期间出现不良事件及严重不良事件时得到及时有效的救治。

9. 负责协助主要研究者检查其他研究者是否按照标准操作规程进行试验,负责督促和检查药物管理员、资料管理员的工作,接受申办者/CRO 的监查、稽查及药品监管部门的检查,以及机构内部的质量检查,对存在的问题及时整改。

10. 试验结束时,协助主要研究者从报告格式的规范性、试验方案的依从性、统计报告分析结果的准确性和结论的可靠性等方面协助主要研究者组织临床试验的讨论及分中心小结/总结报告的撰写。

11. 试验结束后,负责督促药管员将本项目剩余药物返还至药库。负责督促资料管理员将本项目试验资料及相关文件交至机构档案室,档案管理员验收签字后归档。

12. 执行研究医师的所有各项职责。

十一、研究医师职责

1. 参与撰写本专业临床试验的各项管理制度/职责及标准操作规程(包括本专业临床试验方案设计 SOP、急救预案 SOP、仪器使用 SOP、不良反应处理 SOP、常规操作 SOP 等)。

2. 必须详细阅读了解试验方案的内容,并严格按照方案执行。

3. 必须了解并熟悉试验药物的性质、作用、疗效及安全性,同时应掌握临床试验进行期间发现的所有与该药有关的新信息。

4. 必须保证有充分的时间在方案规定的期限内完成临床试验,必须向参加临床试验的所有工作人员说明有关试验的资料、规定和职责,确保有足够数量并符合试验方案的受试者进入临床试验。

5. 必须向受试者说明经伦理委员会同意的有关试验的详细情况,并取得知情同意书。

6. 负责做出与临床试验相关的医疗决定,保证受试者在试验期间出现不良事件时得到及时、适当的治疗。

7. 有义务采取必要的措施以保障受试者的安全,并记录在案。在临床试验过程中发生严重不良事件,必须及时向主要研究者汇报,采取适当的治疗措施,同时报告相关部门(机构办公室、伦理委员会、申办者),记录及随访。

8. 必须保证将试验中的数据真实、准确、完整、及时、合法地记录于病历,并正确地填写/录入至 CRF。

9. 接受申办者/CRO 派遣的监查员或稽查员的监查、稽查及药品监督管理部门的检查,以及机构办公室质管员的质量检查,确保临床试验质量。

10. 临床试验完成后,负责将本项目试验资料及相关文件交资料管理员,并参与主要研究者组织的临床试验的讨论及分中心小结/总结报告的撰写。

十二、研究护士职责

1. 护士长必须确保参与临床试验的护理人员及时到位,保证病房医疗仪器和设备正常运转,并负责督促研究护士严格遵守各项管理制度,严格执行各项标准操作规程,以保证试验的质量。

2. 研究护士应具有护理专科以上学历和相应专业技术职务,经过 GCP、临床试验流程和技术培训。

3. 参与撰写本专业临床试验的各项管理制度/职责及护理操作标准操作规程。

4. 详细阅读和了解试验方案的内容,严格按照方案执行,并按照各项标准操作规程完成治疗护理工作,认真填写试验中各种护理相关的表格。

5. 了解并熟悉试验药物的性质、作用、疗效及安全性等信息,按照相关标准操作规程管理试验用药物。

6. 负责协助研究医师向受试者说明经伦理委员会同意的有关试验的详细情况,并注意了解受试者的心理状态及生活习惯,督促受试者遵守作息时间和有关制度,做好相关指导工作。

7. 负责住院受试者按照试验方案的要求用药,严密观察受试者用药后反应,发现异常立即通知研究医师,做好应急抢救工作,并按照要求及时、正确地做好护理记录和床前交班。

8. 负责与 CRA/CRC 共同制定随访表,及时联系受试者随访。

9. 负责临床试验受试者生物样品的采集、运送、交接等,并记录、签名、注明日期。

10. 负责受试者补助(交通补贴、营养补助等)等费用的发放管理。

11. 负责临床试验准备阶段、进行阶段和结束阶段资料的管理。

12. 接受申办者/CRO 派遣的监查员或稽查员的监查、稽查及药品监督管理部门的检查，以及机构质管员的质量检查，确保临床试验质量。

13. 临床试验完成后，负责将本项目护理相关试验资料及相关文件交资料管理员，并参与主要研究者组织的临床试验的讨论。

十三、专业科室药物管理员职责

1. 科室药物管理员必须具有护理或医疗专业大专以上学历和相应专业技术职务，经过 GCP、临床试验流程和技术培训。

2. 参与撰写本专业临床试验的各项管理制度/职责及相应的标准操作规程。

3. 详细阅读和了解试验方案中有关试验药物管理的内容，并严格按照方案执行；了解并熟悉试验药物的性质、作用、疗效及安全性；保证所有试验用药物仅用于该临床试验的受试者，不得转交任何非临床试验参加者。

4. 负责从机构药库分批领取试验用药物（包括应急信封）及试验相关物资等，详细记录领取药物的名称、编号、批号、数量、效期、领取日期等，签名并注明日期。

5. 负责试验用药物在专业科室的单独保存，同时必须严格执行临床试验药物管理标准操作规程，包括试验用药物的领取、储存、分发、回收与记录。

6. 负责根据研究医师开具的临床试验专用处方或医嘱按受试者入组的先后顺序及药物编码从小到大的顺序逐例发药，或按中心随机分配的指令发药，其剂量与用法应严格遵守试验方案，并详细记录试验用药物发放及回收情况。

7. 负责指导受试者按照试验方案用药，督促受试者填写服药记录日记卡。

8. 负责临床试验应急信件的保管,当试验过程中发生与试验有关的严重不良事件需要破盲时,将应急信件交主要研究者拆阅(紧急破盲)。

9. 负责及时返还试验中剩余药物、空包装、未用药物、应急信件及相关物资至机构药库并记录。

10. 负责抢救药品的齐备并保证其在使用有效期内。

11. 接受申办者/CRO派遣的监查员或稽查员的监查、稽查及药品监督管理部门的检查,以及机构质管员对试验用药物的领取、使用、储存及剩余药物处理过程的检查,确保临床试验质量。

十四、专业科室资料管理员职责

1. 专业科室资料管理员必须具有护理或医疗专业大专以上学历和相应专业技术职务,经过GCP、临床试验流程和技术培训。

2. 参与撰写本专业药物临床试验的各项管理制度/职责及相应的标准操作规程。

3. 负责专业科室临床试验通用文件(各项管理制度/职责、标准操作规程、急救预案及培训记录)的保存与管理。

4. 负责专业科室临床试验项目资料的保存与管理,每项临床试验的项目资料单独立卷保存于专用资料柜。

5. 负责临床试验记录文件(知情同意书、研究病历、病例报告表、受试者服药日记卡)的领取、分发、回收和保存。分发和回收的临床试验记录文件必须在科室资料登记本上详细记录。

6. 负责受试者辅助检查管理系统相关资料的保管。

7. 负责在所有受试者试验观察结束后收回临床试验记录文件交主要研究者审核,并及时交机构办公室复审后存入机构档案室。

8. 临床试验结束后,负责将本项目资料及相关文件交机构档案室管理员,验收签字后由机构档案室保管。

9. 未经科室负责人/主要研究者和机构办公室许可,临床试验文件一律不得外借。

10. 接受申办者/CRO 派遣的监查员或稽查员的监查、稽查及药品监督管理部门的检查,以及机构质管员的质量检查,确保临床试验质量。

十五、项目质控员职责

1. 专业科室项目质控员由主要研究者按照试验项目授权,必须具有医学专业本科以上学历和相应专业技术职务,经过GCP、临床试验流程和技术培训。

2. 参与撰写本专业临床试验的各项管理制度/职责及标准操作规程。

3. 详细阅读和了解试验方案的内容,了解并熟悉试验流程。

4. 负责对临床试验项目进行质量检查,内容为以下几点:

(1) 临床试验开始前,本专业科室设施与条件符合试验要求,研究者资质合格,研究者均经过试验方案的培训,研究者的分工和签名样张在机构办公室备案。

(2) 临床试验过程中,受试者的知情同意、受试者的入选、试验药物的管理、试验资料的管理、检测结果的真实性与准确性、原始数据的记录与保存、CRF 的填写/EDC 的录入、严重不良事件的处理与报告、方案的依从性等均遵守相关制度的规定并严格执行标准操作规程。

(3) 临床试验结束时,各阶段文件资料齐全,保存、归档符合 GCP 相关要求。

5. 及时记录检查情况,及时向研究者反馈质控检查中发现的问题,提出整改意见,并监督研究者予以纠正,发现重大问题及时向主要研究者/项目负责人和机构办公室报告,并记录处理意见。

6. 试验过程中接受来自申办者/CRO 的监查与稽查、药品监督管理部门的检查或机构内部的质量检查,督促整改存在的问题。